運動・からだ図解

からだと病気の オールカラー しくみ

帝京大学医療技術学部
臨床検査学科名誉教授
田中文彦（監修）

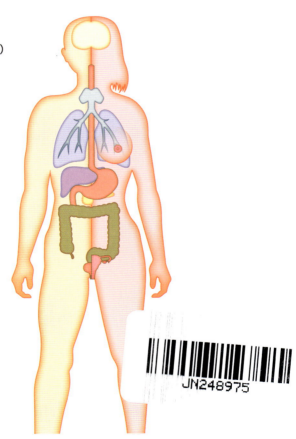

はじめに

・・・

　本書は、人間のからだに起こる病気に関心を持ち、基本知識を学ぼうという一般の方々のために書かれています。現代は医学に限らず、雑学の豆知識を満載した書籍や、さまざまなうんちくを検索できるインターネット上のウェブサイトなどが氾濫していて、手軽に「物知り博士」になったような気分になれる何とも便利な世の中ですが、人間のからだはそんなに簡単なものでしょうか。

　私は医師免許を取得して以来、妊婦さんのお腹の中にいる胎児が分娩を経て、新生児から乳幼児へ、さらに学童へと成長していく過程をたくさん見てきました。また病理診断部ではさまざまな疾患と闘っている患者さんたちの検体や標本を診断しましたし、不幸にして亡くなられた方の病理解剖も数百例以上も経験してきました。しかしそれだけ多くの医療現場をつぶさに見てきても、いまだに人間のからだは分からないことだらけです。

　人間の病気を理解するには、人体という複雑な系を総合的にとらえるのが一番の近道だという観点から、帝京大学で臨床検査技師を目指す学生たちには、人体各部の形態と機能、さらに各臓器の相互作用などを有機的に組み合わせた講義を行なってきました。本書の執筆を手伝ってくれた飯尾早紀さんは、そういう講義を聴いた第4期の卒業生の1人です。もう私の病理学の講義を聴いてから7年も経っているのに、私が教えた医学知識の根幹はしっかりと頭の中に残してくれているのを見て、私の講義方針は間違っていなかったと確信しました。その講義内容を一般の方々向けに噛み砕いたのが本書です。それでも市販の類書よりは難しい内容になっていると思いますが、人間のからだの複雑さに思いを馳せながら読んでいただければ幸いです。

田中 文彦

目次

はじめに	3
本書の使い方	10

第1章 からだのしくみ

人のからだのしくみ①	12
人のからだのしくみ②	14
細胞の増殖（細胞分裂）	16
人体の発生	18
老化と死	20
ホメオスタシスの維持	22
生体のエネルギー	24
病理学コラム ❶ 植物なくして動物なし	26

第2章 病気のしくみ

人はなぜ病気にかかるのか（内因と外因）	28
先天異常	30
細胞損傷（変性と壊死）	32
創傷治癒（組織の修復）	34
萎縮・過形成・化生	36
腫瘍（異常に増殖する細胞）	38
良性腫瘍と悪性腫瘍（細胞の特徴）	40
悪性腫瘍の進展と転移	42

腫瘍発生の要因(外因と内因) ……………………… 44

腫瘍の発見(腫瘍マーカーと組織マーカー) ……………… 46

腫瘍の進行度(ステージ) ……………………………… 48

炎症とは ……………………………………………… 50

炎症の修復 …………………………………………… 52

炎症の種類 …………………………………………… 54

急性炎症と慢性炎症 ………………………………… 56

免疫のしくみ ………………………………………… 58

免疫の異常 …………………………………………… 60

アレルギー性疾患 …………………………………… 62

膠原病 ………………………………………………… 64

病 理 学 コ ラ ム **2** 分子標的治療 …………… 66

第3章 消化器のしくみと病気

消化器のしくみ ……………………………………… 68

消化器の主な病気 …………………………………… 70

胃炎 …………………………………………………… 72

消化性潰瘍 …………………………………………… 74

胃癌 …………………………………………………… 76

食道炎と食道癌 ……………………………………… 78

潰瘍性大腸炎とクローン病 ………………………… 80

ウイルス性肝炎、肝硬変、肝細胞癌 ………………… 82

大腸癌 ………………………………………………… 84

5

膵や胆道の疾患 ………………………………………… 86

病 理 学 コ ラ ム ❸ 門脈圧亢進症 ………………………… 88

第4章 循環器のしくみと病気

循環のしくみ …………………………………………… 90

循環器の主な病気 ……………………………………… 92

循環障害 ………………………………………………… 94

ショック ………………………………………………… 96

狭心症 …………………………………………………… 98

心筋梗塞 ………………………………………………… 100

心筋症 …………………………………………………… 102

弁膜症 …………………………………………………… 104

動脈硬化 ………………………………………………… 106

動脈瘤 …………………………………………………… 108

高血圧症 ………………………………………………… 110

病 理 学 コ ラ ム ❹ 川崎病と冠状動脈瘤 ……………… 112

第5章 代謝・内分泌のしくみと病気

代謝のしくみとその異常 ……………………………… 114

先天性代謝異常症 ……………………………………… 116

ビタミン欠乏症 ………………………………………… 118

加齢・生活習慣による代謝異常 ……………………… 120

内分泌臓器とホルモン ………………………………… 122

脳下垂体の病気 …………………………………… 124

甲状腺の病気 …………………………………… 126

副甲状腺の病気 …………………………………… 128

糖尿病 …………………………………………… 130

糖尿病以外の膵島疾患 …………………………… 132

副腎髄質ホルモンの疾患 ………………………… 134

副腎皮質ホルモンの疾患 ………………………… 136

病理学コラム 5 内分泌と神経の共通点 ……………… 138

第6章 呼吸器のしくみと病気

呼吸器のしくみ ………………………………… 140

呼吸器の主な病気 ……………………………… 142

呼吸器機能の検査 ……………………………… 144

気管支喘息 ……………………………………… 146

慢性閉塞性肺疾患 ……………………………… 148

塵肺とアスベスト ……………………………… 150

肺癌 ……………………………………………… 152

間質性肺炎 ……………………………………… 154

肺結核 …………………………………………… 156

病理学コラム 6 胸膜以外の悪性中皮腫 ……………… 158

7

第7章 感染症のしくみと病気

感染症の主な種類 …………………………………… 160

感染経路と体内進展 ………………………………… 162

内因性感染と外因性感染 …………………………… 164

インフルエンザ ……………………………………… 166

食中毒 ………………………………………………… 168

プリオン病 …………………………………………… 170

病理学コラム ❼ スペイン風邪 …………………… 172

第8章 脳・神経・感覚器のしくみと病気

中枢神経の構造としくみ …………………………… 174

中枢神経の主な病気 ………………………………… 176

中枢神経疾患の症状 ………………………………… 178

脳浮腫と脳ヘルニア ………………………………… 180

脳血管障害 …………………………………………… 182

頭部外傷 ……………………………………………… 184

脳内感染症 …………………………………………… 186

中枢神経変性疾患 …………………………………… 188

脳腫瘍 ………………………………………………… 190

眼の病気 ……………………………………………… 192

耳の病気 ……………………………………………… 194

病理学コラム ❽ 脳幹部反射と脳死判定 ………… 196

第9章 腎・泌尿器・生殖器のしくみと病気

腎・泌尿器のしくみ ………………………………………………… 198

腎・泌尿器の病気 …………………………………………………… 200

生殖器のしくみ ……………………………………………………… 202

乳腺の良性疾患 ……………………………………………………… 204

乳癌 …………………………………………………………………… 206

子宮癌 ………………………………………………………………… 208

卵巣癌 ………………………………………………………………… 210

前立腺肥大と前立腺癌 ……………………………………………… 212

糸球体腎炎と腎盂腎炎 ……………………………………………… 214

水腎症 ………………………………………………………………… 216

病 理 学 コ ラ ム ❾ 子宮頸部病変と細胞診の進化 …………… 218

第10章 遺伝のしくみと病気

遺伝のしくみ ………………………………………………………… 220

主な遺伝の病気 ……………………………………………………… 222

遺伝子病 ……………………………………………………………… 224

染色体異常 …………………………………………………………… 226

胎芽病 ………………………………………………………………… 228

遺伝子診断 …………………………………………………………… 230

索引 …………………………………………………………………… 232

本書の使い方

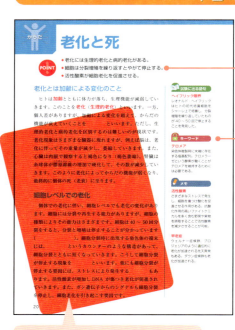

ポイント
このページでまとめられている内容のポイントを箇条書きで挙げています。

3種類の注釈

各種資格試験において出題頻度が高い語句をピックアップしています。

本文中で大切な用語を解説しています。

メモ

理解を深めるための補足や、さらに詳しい解説を掲載しています。

赤シートで隠せる重要語句！
本文の重要語句は赤字になっていて、付属の赤シートで隠せます。繰り返し行なう学習に役立ててください。

カラー図解イラスト
からだや病気のしくみを、分かりやすいカラーイラストで図解しています。

コラム
コラムは2種類。Athletics Column は運動やからだに関する幅広い知識を掲載し、Column は、ページ内で解説した内容に関する幅広い関連知識を掲載しています。

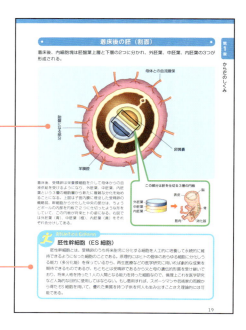

第1章

からだのしくみ

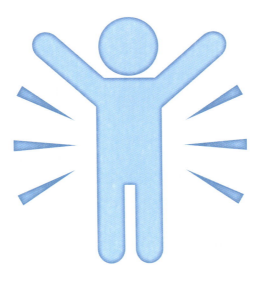

人のからだのしくみ①

POINT
- ◆ 解剖には肉眼解剖と顕微解剖がある。
- ◆ 頭蓋は15種23個の骨からできている。
- ◆ 脊柱は頸椎・胸椎・腰椎・仙椎・尾椎からなる。

解剖によってからだの成り立ちを理解する

　病理学は病気の原因を究明する学問ですが、それを学ぶためには、まず人体の構造を理解しなくてはなりません。構造を理解するためには解剖学を知っておく必要があります。

　骨格系にはからだを支持する役割があり、**頭（頭蓋）**とそれ以外の**体幹**の2つに分けられます。頭蓋は、15種23個の骨から成り立っています。15種類の骨のうち、4種類（**前頭骨、上顎骨、蝶形骨、篩骨**）は**含気骨**といいます。

　体幹にはまず**脊柱**があります。脊柱は、**頸椎・胸椎・腰椎・仙椎・尾椎**からできています。次に**肋骨**があります。肋骨は12対あり、後方で胸椎と関節を形成して結合し、前方で軟骨を介して胸骨と結合しています。つまり、脊柱のうち肋骨との関節を持つ12個が胸椎なのです。体表から触れて肋骨を数える際は、鎖骨の下にある第2肋骨をまず確認しましょう。

　からだを動かすには骨だけでなく**筋肉**が不可欠です。**骨格筋**は関節をまたぎ、腱を介して骨に付着しており、神経の支配下で収縮することによって骨格を動かす重要な働きをしています。上肢は**肩甲骨**を介して**上腕骨**と**関節**を形成しています。前腕には**尺骨**と**橈骨**が2本並んでいますが、上腕との関節で肘の屈伸をするのは尺骨の方で、橈骨は手首の骨と関節をつくって尺骨の周囲を回転し、手掌を返す運動を支えています。下肢は骨盤を介して**大腿骨**を形成しています。下腿にも**脛骨**と**腓骨**が2本並んでいますが、ヒトの場合、前腕ほど複雑な運動にはかかわっていません。

試験に出る語句

含気骨
副鼻腔（P.140参照）を持つ骨のこと。前頭骨・上顎骨・蝶形骨・篩骨の4つの骨を指す。

脊柱
頸椎7個、胸椎12個、腰椎5個、仙椎5個、尾椎3～6個から成る。5個の仙椎は一つに癒合して仙骨を形成する。

咬筋
頬骨に付着する咀嚼筋の一つ。三叉神経に支配されている。

メモ

骨格筋
収縮と弛緩により随意的に動かすことができる筋肉。それに対して、内臓の平滑筋や心筋は、意思とは無関係に動くため不随意筋と呼ばれる。

括約筋
随意筋のほとんどは関節をまたいで骨格を動かす骨格筋だが、例外的に随意的に眼裂や口を閉じる眼輪筋や口輪筋、肛門を収縮させる外肛門括約筋などがあり、これらを括約筋という。

骨格系

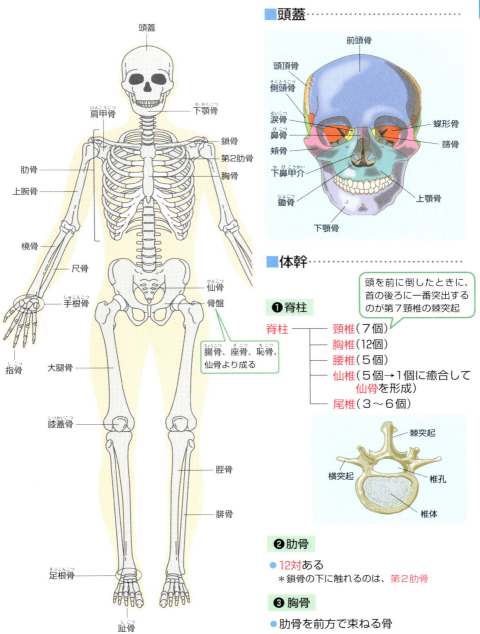

■頭蓋

■体幹

❶脊柱

> 頭を前に倒したときに、首の後ろに一番突出するのが第7頸椎の棘突起

脊柱 ─ 頸椎（7個）
　　　─ 胸椎（12個）
　　　─ 腰椎（5個）
　　　─ 仙椎（5個→1個に癒合して**仙骨**を形成）
　　　─ 尾椎（3〜6個）

❷肋骨

- 12対ある
  ＊鎖骨の下に触れるのは、第2肋骨

❸胸骨

- 肋骨を前方で束ねる骨

人のからだのしくみ②

POINT
- 細胞は生物の基本単位である。
- 細胞内小器官にはさまざまな役割がある。
- 細胞は組織や器官を形成し集合体で働く。

人体の最小単位は細胞

　私たちのからだは細胞で構成されており、全部で60兆個の細胞があるといわれています。細胞は生物の基本単位です。細胞には内部環境を保持しながら、自己複製（細胞分裂）する機能があります。

　細胞の中ではさまざまな**細胞内小器官**が活動しています。最大の細胞内小器官である核は、**DNA**を持っています。DNAとは**遺伝子**のことです。また、**粗面小胞体**はDNAの情報に従ってたんぱく質を合成する場としての役割があり、**ライソソーム**は異物の処理などを行なっています。他にもカルシウムの貯蔵や解毒などの機能を持つ**滑面小胞体**や、たんぱく質に糖を付加して最後の仕上げをする**ゴルジ装置**というものもあります。

　中でも**ミトコンドリア**は「細胞の発電所」と呼ばれるほどの重要な細胞内小器官です。ミトコンドリアは動物細胞の活動に必要なエネルギーをつくっています。それは**ATP**（**アデノシン3リン酸**）と呼ばれ、生命活動に不可欠なエネルギーを化学的に蓄積する物質です。

チームとして働くからだ

　細胞がいくつか集合して、部位に応じて機能を分担する構造を**組織**といいます。さらに組織が組み合わさった集合体を**器官**といいます。このように多細胞生物のからだは、細胞から組織へ、組織から器官へと、細胞の集合体となって動いています。細胞・組織・器官というように、からだは階層性（ヒエラルキー）をつくっています。

試験に出る語句

細胞内小器官
核以外は電子顕微鏡でなければ観察できない。細胞を覆う細胞膜は脂質の二重膜でできており、これを単位膜と呼んでいる。

ヌクレオチド
ヌクレオシド（塩基＋糖）にリン酸基がついたもの。DNAの塩基にはアデニン、グアニン、シトシン、チミンの4種類があり、その配列で遺伝情報が決められる。

キーワード

ミトコンドリア
ミトコンドリアは太古の時代に原始細胞に貪食されたバクテリアに似ていることから、「バクテリア共生説」がある。そのバクテリアは酸素を使ってエネルギーを効率的に産生する能力を持っていた。

メモ

組織・器官
組織には、結合組織・筋組織・神経組織・上皮組織などがある。器官とは、心臓や胃、腸、肺など臓器のことを指すことが多い。

細胞のつくり

細胞の中にはさまざまな小器官が存在し、それぞれたんぱく質をつくり出したりエネルギーをつくり出したり、老廃物を代謝、排出したりしている。

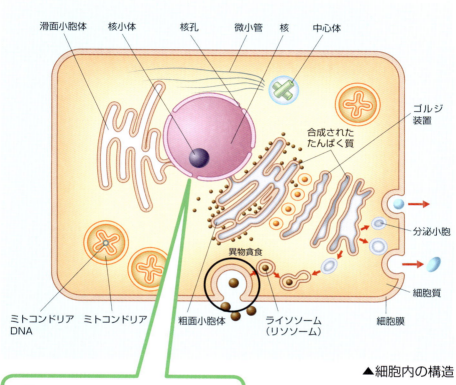

▲細胞内の構造

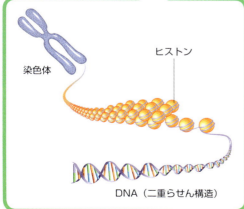

◀染色体の構造

平常は核の中に DNA としてほどけた形で存在しているが、細胞が分裂するときに凝集して染色体の形にまとまる。全部で 46 本ある。DNA はからまったり切れたりしないようにヒストンというたんぱく質に巻きつきながら規則的に折りたたまれたりして、染色体を構成する。からだに必要なたんぱく質のアミノ酸配列を指定した DNA が過不足なく分裂するためには、このような梱包構造にまとめる必要がある。

第1章 からだのしくみ

15

細胞の増殖（細胞分裂）

POINT
- ◆「G1」「S」「G2」「M」という4つの細胞周期がある。
- ◆細胞分裂が最も激しい時期はM期である。
- ◆G1期は細胞の種類により所要時間が異なる。

自己を複製する細胞

1858年、ドイツ人の医師ウィルヒョウが「細胞は細胞から生じる」と提唱したように、細胞は自己複製をします。つまり、細胞分裂を繰り返すことで細胞は増えていきます。

細胞は常に一定の状態にあるのではなく、「G1」「S」「G2」「M」という4つの周期を繰り返しますが、細胞分裂をするのはこの中のM期になります。さらにこのM期は、「前期」「分裂前期」「分裂中期」「分裂後期」「終期」の5つで核と核内のDNAが分裂し、そして細胞質分裂という形で細胞が2つに分裂します。まず前期では、DNAが濃縮して染色体を形成します。この染色体は、DNAがぎゅっと詰まったパックのようなものです。次に分裂前期で核膜が消失し、染色体の動原体に微小管が付着します。続いて分裂中期になると、染色体は赤道面に並びます。そして分裂後期で、染色体は中央で縦裂して極へ移動していきます。終期になると、染色体の片割れ（嬢染色体）は極へ到達し、核膜が形成されます。最後に細胞質分裂が起こり、染色体の濃縮が解除され、細胞分裂が完了します。

M期以外のG1期・S期・G2期を合わせて分裂間期といいます。G1期はDNAの合成前の時期であり、最も安定した時期です。細胞分裂をせずに休止期（G0期）に入る細胞（神経細胞や筋肉細胞など）もあります。S期でDNAが複製されてG2期に入りますが、この時期は通常の2倍の量のDNAを持っているので不安定であり、M期を経て安定します。細胞周期の調節には、サイクリンというたんぱく質が関与しています。

試験に出る語句

染色体
ヒトは46本（23対）の染色体を持つ。染色体はM期にのみ観察できる。

核膜
核と細胞質を隔てている膜のこと。核膜は脂質二重膜から成る。

キーワード

微小管
細胞小器官である中心体が産生する。細胞内小器官の動きや、細胞分裂時の染色体の動きを主導する。紡錘糸ともいう。

メモ

サイクリン
細胞周期を調節するたんぱく質。G1期からS期に関与するG1/Sサイクリンの研究が進んでいる。S期を出た細胞は必ず分裂をするので、G1期からS期をコントロールすればサイクリンを採取できる効率が高い。

細胞周期

細胞が2つの娘細胞を生み出す事象。またはその周期のことである。

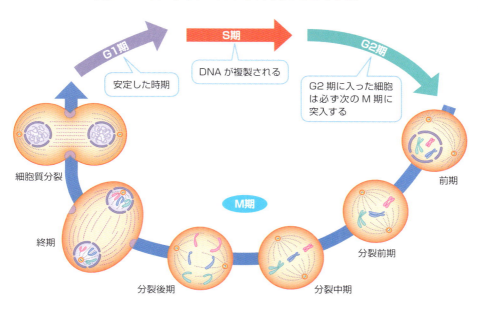

細胞周期における細胞の変化

細胞は、細胞周期の各期においてさまざまな変化をする。

M	前期	・DNAが濃縮し、染色体を形成する ・染色体はM期にのみ見られる
	分裂前期	・核膜が消失する ・染色体の動原体に微小管ができる
	分裂中期	・染色体は赤道面に並ぶ ・微小管（紡錘糸）は赤道面を一部超える
	分裂後期	・染色体は中央で縦裂して、極へ到達
	終期 細胞質分裂	・核膜が形成される ・染色体の各々の片割れ（嬢染色体）は極へ到達
G1		・最も安定した時期を指す ・休止期（G0期）に入る細胞もある
S		・次の細胞分裂に備えてDNAのコピーをつくる ・DNA量は2倍になる
G2		G2期に入った細胞は必ず分裂期を経る

人体の発生

POINT
- 人体は胚盤胞を仕切る円盤から発生する。
- 脊索で決められた原始線条に沿って体軸が決まる。
- 原始線条周囲の細胞が移動して3つの胚葉を形成する。

受精卵は着床までに2週間かかる

　腹腔内に排卵された卵子は卵管に進入して子宮を目指し、一方、膣内に進入した精子も子宮から卵管を上行し、両者は途中で合体して受精卵になります。受精卵は、最初は1個の細胞に過ぎませんが、細胞分裂を繰り返しながら2週間ほどで子宮内膜に着床します。このときの受精卵の状態は、将来胎児に分化する**幹細胞**と胎盤に分化する栄養膜細胞に分かれ、この状態を専門的には**胚盤胞**と呼びます。この幹細胞からつくられた細胞株が**胚性幹細胞**です。

　着床後胚細胞はさらに分化して、球体の中に栄養を蓄えている卵黄嚢と、将来羊水が貯留する羊膜腔という2つの隙間を生じますが、この2つを仕切る円板が複雑な分化を遂げてヒトの形になっていくのです。この円盤は3つの細胞層から成ります。羊膜腔側から**外胚葉、中胚葉、内胚葉**と呼ばれ、外胚葉側に胎児の軸を決定する物差しのような**脊索**が形成され、それに基づいて各胚葉から、だいたい次のような器官が発生します。外胚葉由来には羊膜側を覆う表皮と皮膚付属器、口腔や肛門があります。また、神経管として陥入して神経関係の臓器も形成するため、中枢神経、末梢神経、内耳、眼球、副腎髄質も外胚葉由来です。内胚葉由来には、消化管粘膜や肝、膵などの消化器、咽頭と分岐する喉頭から気管支や肺の粘膜、また下部で直腸と分かれた尿道、膀胱粘膜、さらに前立腺があります。残りが中胚葉由来で、筋肉や骨、軟骨、結合組織、泌尿器、生殖器、心、血管、血球などがあります。

キーワード

脊索
胎児のからだの軸を決定する細胞群。胎児発生を考えるときに体軸は重要な概念である。まず脊索に沿った原始線条の方向に軸が決まり、次に頭の方向が決まり、さらに腹背が決まると、最後にからだは左側と非左側（右側）に分化する。これらはすべて遺伝子産物によって精密に誘導される。

メモ

胚葉由来
よくどの臓器がどの胚葉由来かという考え方をするが、例えば消化管を考えても、粘膜は内胚葉、粘膜下組織や平滑筋層や腹膜は中胚葉、神経叢は外胚葉由来で、構成成分ごとに胚葉が違う。基本的な考え方としては、羊水に接している表皮は当然外胚葉で、例外的に外胚葉から内部に落ち込んで形成される神経管からほぼすべての神経系に関与する器官が発生する。次に卵黄嚢に接する内胚葉からは栄養を吸収する消化管粘膜が発生し、これに連続する肝臓や膵臓はもちろん、咽頭から分かれる呼吸器粘膜や、直腸に隣接する尿道や膀胱の粘膜も内胚葉由来である。こうして覚えた外胚葉と内胚葉から発生する器官以外は中胚葉由来と覚えるのが便利である。

着床後の胚（割面）

着床後、内細胞塊は胚盤葉上層と下層の2つに分かれ、外胚葉、中胚葉、内胚葉の3つが形成される。

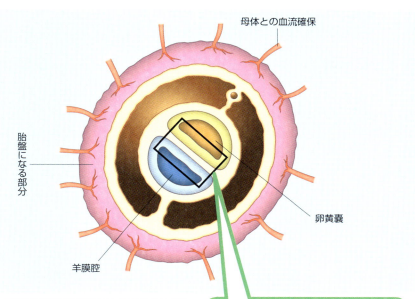

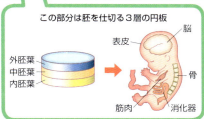

着床後、受精卵は栄養膜細胞を介して母体からの血液供給を受けるようになり、外胚葉、中胚葉、内胚葉という3層の細胞層から新たに複雑な分化を始めることになる。上図は子宮内膜に埋没した受精卵の概略図。幹細胞から分化した中央の部分は、ちょうどボールの内部を円板で2つに仕切ったような形をしていて、この円板が将来ヒトの姿になる。右図では外胚葉（青）、中胚葉（橙）、内胚葉（黄）をそれぞれ色分けしてある。

Athletics Column

胚性幹細胞（ES細胞）

　胚性幹細胞とは、受精卵のうち将来胎児に分化する細胞を人工的に培養して永続的に維持できるようになった細胞のことである。原理的にはヒトの個体のあらゆる細胞に分化しうる能力（多分化能）を保っているから、再生医療などの医学研究に用いれば劇的な成果を期待できるものであるが、もともとは受精卵であるから父と母の遺伝的形質を受け継いでおり、将来人格を持った1人の人間となる能力を持った細胞なので、倫理上これを医学研究など人為的な目的に使用してはならない。もし悪用すれば、スポーツマンや芸術家の両親から得たES細胞を用いて、優れた素質を持つ子供を何人も生み出すことさえ理論的には可能である。

老化と死

POINT
- 老化には生理的老化と病的老化がある。
- 細胞は分裂増殖を繰り返すとやがて停止する。
- 活性酸素が細胞老化を促進させる。

老化とは加齢による変化のこと

　ヒトは**加齢**とともに体力が落ち、生理機能が減弱していきます。このことを**老化**（**生理的老化**）といいます。一方、個人差がありますが、加齢による変化を超えて、からだの機能が衰えていくことを**病的老化**といいます。ただし、生理的老化と病的老化を区別するのは難しいのが現状です。老化現象はさまざまな臓器に現れますが、例えば脳は、老化に伴ってその重量が減少し、萎縮していきます。また、心臓は肉眼で観察すると褐色になり（褐色萎縮）、腎臓は糸球体が膠原線維の増加で硬化して、その数が減少していきます。このように老化によってからだの機能が弱くなり、最終的に個体の死（老衰）に至ります。

細胞レベルでの老化

　個体での老化に伴い、細胞レベルでも老化の変化があります。細胞には分裂や再生する能力がありますが、細胞の種類によりその能力はさまざまです。細胞は40～50回分裂をすると、分裂と増殖は停止することが分かっています（**ヘイフリック限界**）。細胞分裂時に出現する染色体の端末には、**テロメア**というカウンターのような構造があって、細胞分裂とともに短くなっていきます。こうして細胞分裂が停止する現象を**細胞老化**といいます。他にも細胞分裂が停止する要因には、ストレスにより発生する**活性酸素**もあります。活性酸素が増加しDNAが傷つき老化が促進されていきます。また、がん遺伝子からのシグナルも細胞分裂を停止し、細胞老化を引き起こす要因です。

 試験に出る語句

ヘイフリック限界
レオナルド・ヘイフリックはヒトの初代培養細胞をシャーレ上で培養し、分裂増殖を繰り返していたものが40～50回で停止することを発見した。

 キーワード

テロメア
染色体複製時に末端に存在する塩基配列。テロメラーゼという酵素が働くことがテロメアを維持するためには必要である。

 メモ

活性酸素
さまざまなストレスで発生し、細胞を傷つけ酸化を促進させる作用がある。抗酸化作用の高いファイトケミカルを多く含む野菜や果物を摂取することで活性酸素を減少させることが可能。

早老症
ウェルナー症候群、プロジェリアのように遺伝的に老化が加速される先天異常もある。ダウン症候群も老化が加速される。

老化に伴う人体の変化

老化によってからだに生じる変化は、さまざまなものがある。

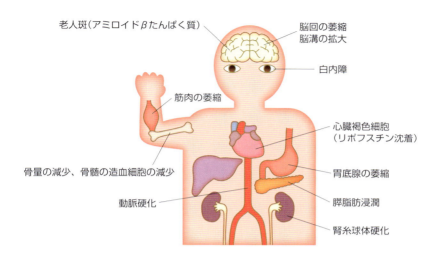

細胞の老化

細胞の老化にはさまざまなものがあるが、テロメアが短くなれば、ヘイフリック限界はやってくる。がん細胞の場合、テロメアが短くならないので、異常な分裂・増殖を繰り返してしまう。

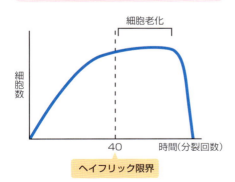

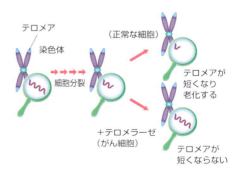

ヒトの細胞は40〜50回の細胞分裂で、限界を迎える。分裂を停止した細胞を老化細胞といい、最終的には個体の死に至る。

ヒトの場合は約1万塩基繰り返されるが、分裂するたびに末端のテロメア配列が少しずつ失われていき、ある長さに達するとストップする。

ホメオスタシスの維持

- ◆からだの恒常性をホメオスタシスという。
- ◆生体反応を起こすことで恒常性を保っている。
- ◆フィードバックという優れた機能を持つ。

外部に影響されない賢いからだ

　私たちのからだは、外の環境がどのように変化しても、内部は変化することのないようにつくられています。例えば、一定の体温を保ったり、電解質を維持したり、体液を維持したりしています。また、血液の pH（水素イオン濃度）を変化させないようにしたり、一定の酸素を細胞へ供給したりして、からだ全体でバランスを取っています。このように、**生体機能**を一定に保とうとすることを**ホメオスタシス（恒常性）**といいます。

　気温が高いときや高熱が出たときに汗をかいたり、運動したときに心拍数が上がったりするのは、からだが常に恒常性を保とうとしているからなのです。

生命を維持するための優れたシステム

　ホメオスタシスの機能が崩れると、からだは正常なバランスを取れなくなります。ホメオスタシスを崩そうとする因子が外部からやってくると、からだはそれを認識し、まずさまざまな受容器に働きかけます。神経系や免疫系、内分泌系などの制御センターに情報が送られ、自律神経や免疫反応、ホルモンの分泌調整を行なうよう、各臓器へ指示が出ます。そして、心臓や血管、内臓の平滑筋に働きかけることで、**生体反応**を起こします。このホメオスタシスを維持するために引き起こされた生体反応が過剰である場合は、反応を抑えるように、また反応が十分でない場合は、反応を促進させるように調整されます。これを**フィードバック**といいます。

 試験に出る語句

ホメオスタシス
からだの内部環境を一定に保とうとすること。恒常性の維持。

生体機能
生きるためのさまざまなからだの機能。からだは常に一定を保とうと働く。例えば血液の pH を保つ、体温の調節、身体への酸素供給量を保つなど。

生体反応
からだのホメオスタシスを保つために行なわれる、さまざまな生体内での化学反応や、自律神経やホルモンの調節。自律神経（交感神経と副交感神経）で心拍数の増減や、発汗などの調節をしている。また、内分泌の臓器（膵臓や甲状腺など）からホルモンの放出を行なうことでも調節する。

 キーワード

フィードバック
神経系では神経伝達物質で、内分泌ではホルモンを使用し調節している。

ホメオスタシスの三角形

自律神経系は循環、呼吸、消化、発汗・体温調整、内分泌、生殖機能、代謝などを制御し、ホメオスタシスの維持に貢献している。

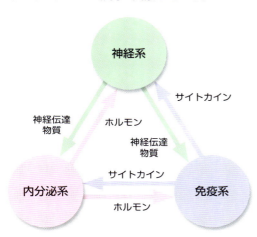

自律神経、内分泌、免疫系の3つのバランスを「ホメオスタシス」の三角形という。各機能の働きがうまくいかなくなると、からだと心のバランスが崩れてしまい、病気になりやすくなる。つまり、からだは恒常性を保つことによってはじめて、健康な状態を維持することができる。

フィードバック機構

ヒトのからだは、ホメオスタシスが乱されても、フィードバック機構が働き、正常な体内環境を保とうとする。

● 内分泌のフィードバックの例

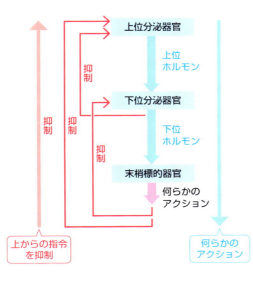

ホメオスタシスは、温度や湿度などの外因や遺伝的要素による内因など、さまざまな要因によって乱れがちであるが、それを正し、恒常性を維持する機能をフィードバック機構と呼ぶ。この働きによって、生体は正常な状態へと戻される。

第1章 からだのしくみ

生体のエネルギー

POINT
- ATP（アデノシン3リン酸）は生体のエネルギー源。
- 解糖系、クエン酸回路（TCA 回路）、電子伝達系の3つの酸化反応だけが動物の ATP を供給できる。

動物は酸化反応で ATP を獲得する

　植物は光合成と炭酸同化作用で還元的に炭水化物と酸素を合成しながら、生体のエネルギー源である **ATP（アデノシン3リン酸）** を産生します。一方、動物は逆に炭水化物から水素原子を奪う脱水素反応と、それに酸素を結合させて水にする2種類の酸化反応によって ATP を産生します。動物細胞は基本的な炭水化物（糖質）である **グルコース** を血液中から取り込み、細胞質内で **解糖系** という脱水素反応でそれを **ピルビン酸** に変換する過程で、1分子のグルコースから2分子の ATP を獲得します。

　ミトコンドリアで **アセチル CoA** に変換され、**クエン酸回路（TCA 回路）** の脱水素反応で生じた水素原子は、最終的にミトコンドリア内膜の **電子伝達系** で酸素と結合し、水になる過程で大量の ATP を産生します。大量産生はミトコンドリアが関与する好気的呼吸によって、グルコース1分子から 32 分子の ATP が産生されると推定され、関与しない嫌気的条件下と比べ、効率がよいといえます。

絶食状態への備蓄対応

　動物細胞は絶食によるグルコース欠乏に備え、**グリコーゲン** と **中性脂肪** を蓄えています。グルコースが重合したグリコーゲンは主として肝と筋肉に備蓄され、またグリセリンと脂肪酸からなる中性脂肪は脂肪組織に蓄えられています。グリセリンはグルコースに変換、脂肪酸は **β酸化** でアセチル CoA に分解され、クエン酸回路（TCA 回路）から **電子伝達系** の ATP 合成に使われます。

 キーワード

中性脂肪
中性脂肪はグリセリン（グリセロール）という3価のアルコールに、長鎖の炭素原子が連なった脂肪酸が3分子結合した物質。グリセリンは解糖系の逆反応でグルコースに変換され、脂肪酸は炭素原子の鎖を2個ずつ分断することでアセチル CoA に変換される。

 メモ

CoA（コエンザイム A）
補酵素 A とも呼ばれ、グルコースや脂肪酸などのエネルギー代謝を補助する物質。ビタミン B 群のパントテン酸から合成される。

ミトコンドリアの役割
ミトコンドリアは原始動物細胞と共生して効率的な好気的エネルギー産生を提供する細胞内小器官で、TCA 回路と電子伝達系を行なっている。脂肪酸のβ酸化もこの内部で行なわれてアセチル CoA を供給するほか、TCA 回路で発生する二酸化炭素を利用する尿素回路の最初の段階、及び TCA 回路の物質を利用するヘムの合成にも関与している。

エネルギーを産生する化学反応

生体のエネルギー源であるアデノシン3リン酸（ATP）は解糖系、クエン酸回路、電子伝達系の3つの化学反応でのみ産生される。

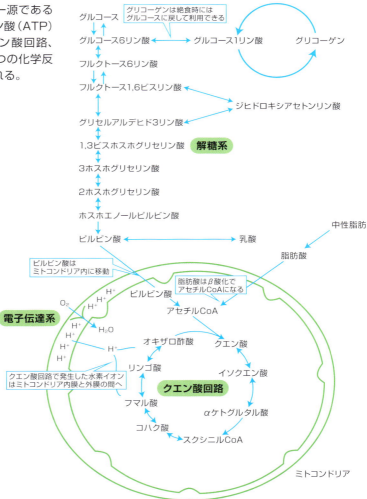

Athletics Column

マラソンとスプリント競技

　瞬発力を必要とするスプリント競技では解糖系、長時間の持続する運動が必要なマラソンなどの長距離種目ではミトコンドリアの代謝系が活躍します。それらの筋肉のしくみを説明する際、前者はマグロやカツオなどの回遊魚、後者はヒラメやカレイなどの白身魚によくたとえられます。

病理学コラム …………… **1**

植物なくして動物なし

　はるか太古の海の中で、まだ植物とも動物ともつかない原始の細胞がクロロフィル（葉緑体）というバクテリアのような生命体を内部に取り込んで共生するようになると、これが光合成と炭酸同化作用で大気中に酸素を放出し、体内に炭水化物を貯蔵するようになりました。

　つまり、植物が最初に進化して繁茂してくれなければ動物の進化はありえなかったのです。

　植物とは、ひと言でいうと、自給自足できる生命体です。二酸化炭素を吸って酸素を吐き、光合成をすることで生きています。この地球上で、酸素をつくることができるのは、植物だけなのです。では、光合成とは何か。この光合成こそが、植物の自給自足の手段なのです。生きるために必要な炭水化物やアミノ酸などを、太陽の光を浴びて合成しているのです。

　動物は植物がもたらしてくれた炭水化物と酸素を、最終的に二酸化炭素と水に変えることでエネルギーを産生しながらからだの代謝を維持して生きています。

　一方、動物の器官は酸素と二酸化炭素を交換するための呼吸器、炭水化物を漁って食べるために動き回る運動器、炭水化物を消化するための消化器、必要な物質を体内に運搬するための循環器と血液、全体を統合するための神経系と内分泌系、それらを外部から守るための免疫系というように分けて考えることもできます。

第2章

病気のしくみ

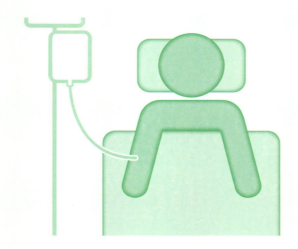

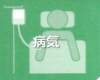

人はなぜ病気にかかるのか（内因と外因）

- ◆ ホメオスタシスが崩れたとき病気にかかる。
- ◆ 病気になる原因には内因と外因がある。
- ◆ 内因は免疫システムと遺伝的要素が大きい。

病気を引き起こすさまざまな要因

病気は、ホメオスタシスが維持されなくなったときに起こります。病気は**潜伏期**、**前駆期**、**極期**、**回復期**に分類できます。進行が早い場合は**急性**、遅い場合は**慢性**といい、極端に早い場合を**劇症**といいます。また、病気にかかるときには必ず原因があり、その人自身が持つものが原因である**内因**と、外部環境が原因である**外因**の2つに分けられます。内因は遺伝子の変異や免疫系が関係しています。それに対して外因は、病原菌やウイルス、環境因子、外傷などが関係しており、相互的に作用することで病気を引き起こしています。

内因と外因には具体的に何があるのか

内因は個人が持つ体質に少なからず関係しています。例えば**免疫系**のシステムがうまくいかず起こるものには、アトピー性皮膚炎や喘息、花粉症などがあります（自己免疫疾患である膠原病も含む）。また、遺伝的要素も大きく、遺伝子変異や遺伝子多型も免疫系と同様に、内因の一つとなっています。生体（生きているからだ）は外部からさまざまな刺激を受けているため、外因は多岐にわたります。物理的な要因としては、火傷、凍傷、光や紫外線による障害、放射線、気圧変化、外傷、また化学的な要因にはアスベスト、水俣病での有機水銀、イタイイタイ病でのカドミウム、ダイオキシン、粉塵などがあり、環境ホルモンが問題となっています。生物学的要因としては、さまざまな感染症が挙げられます。

試験に出る語句

自己免疫疾患
自己に対する免疫は通常抑制されていて免疫寛容と呼ばれているが、それが破綻した状態。肝や甲状腺組織など特異的な臓器に対する自己免疫によるものと、全身に対するものがあり、全身の自己免疫疾患に対する疾病を膠原病と総称する。

キーワード

遺伝子多型
遺伝子を構成しているDNAの配列に個体差があるということ。

メモ

環境ホルモン
内分泌かく乱化学物質。身近に溢れているため体内に蓄積されやすく、生殖機能に悪影響を与える可能性があり、問題になっている。

内因と外因

病気を引き起こす原因には、その人自身が持つものが原因の内因と、外部環境が原因である外因がある。

紫外線
太陽の光の一つで、長時間浴びると細胞を傷つける可能性のある UVA、皮膚癌や日焼けの原因となる UVB が病気の原因となる。

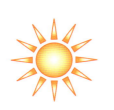

放射能
肩こり、腰痛、関節痛などから目のかすみ、しびれなどの自覚症状のほか、倦怠感、心不全、膀胱炎、ホルモン異常、癌などの多様な慢性疾患が引き起こされる可能性がある。

アルコールなど嗜好品
コレステロール過多、アルコールの多飲が原因となる生活習慣病の高血圧や糖尿病、タバコが原因である肺癌や間質性肺炎など、嗜好品によって引き起こされる疾患もある。

免疫反応
自分を守るはずの免疫が何らかの原因によって攻撃にまわる自己免疫反応。原因には、内因性・外因性のものがある。

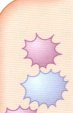

事故
交通事故やスポーツ中に負ってしまう怪我も、外因の一つ。多くは外科的な病気で、骨折や創傷、肉離れなどの筋肉損傷がある。

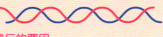

遺伝的要因
遺伝子の異常を原因として体質的に起こってくる疾患のこと。多くのものは難病に指定される。母親から子供への感染を母子感染という。

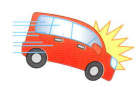

病原菌・ウイルス
身近なものではインフルエンザなどの感染症がここに含まれる。病原体やウイルスに感染して、症状を引き起こす病態。

先天異常

- ◆ 先天異常の原因は出生までの段階にある。
- ◆ ダウン症候群は21番トリソミーである。
- ◆ ネコ鳴き症候群とターナー症候群は染色体の欠失による。

先天異常は原則的に不可逆な病変

先天異常とは、出生までのいずれかの段階に原因があり、種族の大多数の個体と著しく異なる形態や機能を表すものをいいます。先天異常は、遺伝子の突然変異で起こる遺伝子病、配偶子病（**染色体異常**）、器官形成に問題がある胎芽病、胎児の成熟過程に障害がある胎児病に分類できます。

染色体異常によるさまざまな疾患

ヒトの**染色体**は46本（23対）あり、その数の異常により現れる疾患があります。数的異常は、染色体上の遺伝子が1本分多いか少ないかによります。正常なものを**ダイソミー**といい、1本分多いものを**トリソミー**、1本分少ないものを**モノソミー**といいます。トリソミーは高齢出産で生じやすく、代表的な疾患は、21番トリソミーの**ダウン症候群**（P.226参照）、18番トリソミー、13番トリソミーです。また、染色体の構造の異常によるものもあり、**転座**には、相互転座、ロバートソン転座があり、染色体の腕の一部が失われる欠失としては、5番の部分モノソミーの**ネコ鳴き症候群**、Xの短腕モノソミーの**ターナー症候群**が有名です。

また、動原体を中心に同じ腕（長腕または短腕）が存在する同腕染色体（イソ染色体）や、1本の染色体が2カ所で切断されて逆に結合する逆位という構造もあります。染色体の過剰な欠失により、その部位に含まれる複数の遺伝子の発現が乱されて、多種類の症状が合併するものを、**隣接遺伝子症候群**といいます。

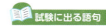 試験に出る語句

トリソミー
トリソミーは母親の高齢出産時に多く見られる。メンデルの分離の法則により、不分離が多くなるためである。

 キーワード

ターナー症候群
Xの短腕モノソミーであるため、構造はX長腕のイソ染色体でもある。

転座
染色体の一部または全部が切断され、他の染色体に結合するなどして位置を変えたもので、突然変異の原因となる。

 メモ

染色体異常
染色体異常には数の増減や、腕の一部の過剰や不足など、さまざまな種類があるが、細胞分裂の際に形成される染色体のそれぞれ決められた部位には必ず決められた遺伝子（DNA）が含まれる。同じ染色体異常（例えばダウン症候群）の患者はすべて同じ遺伝子の発現が障害されるので、世界中の患者で同じような症状を示すことになる。

染色体異常症の一例

染色体異常には、本来ペアで存在するべき相同染色体が、1本多いトリソミーと1本少ないモノソミーがある。代表的な疾患例は、21番の染色体に異常が起こるダウン症候群である。

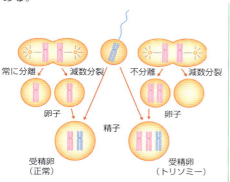

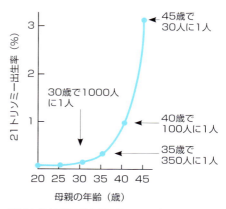

「母の年齢と子供の染色体異常のリスク(2016年度版)」
(厚生労働省)より

染色体数の異常は、配偶子形成過程の減数分裂(P.220参照)の際、染色体が分離しないことによって引き起こされる。

母親の年齢が高くなるほど出生頻度が高くなる。

Column

妊娠中の禁忌

　新しい生命が生まれて来るときに、周囲の人々は誰でも元気で可愛い赤ちゃんの誕生を待ち望みますが、ときとして先天的な疾患を持つ赤ちゃんが生まれてしまうことがあります。それはある意味で神様の悪戯（いたずら）としか思えないことも多いのですが、そういうリスクを最大限に防ごうとする心構えが大切なことはいうまでもありません。元気な赤ちゃんを産むために昔からいろいろな警告がなされてきましたが、中でも最も古いのが旧約聖書の『士師記』といわれています。この中で預言者が身ごもった女に対して、「ブドウ酒や強い酒を飲んではいけない」「汚れたものを口にしてもいけない」と告げるのですが、まさに先天異常予防の原点として現代にも通用する内容です。

　現代では飲酒が胎児アルコール症候群の原因として知られ、妊婦の飲酒は戒められるようになっていますが、これは発育障害や顔貌（がんぼう）異常（いじょう）を伴って、胎児の脳がアルコールにより形成を阻害されて、学習障害や行動異常を起こす先天的な疾患です。大人でも飲酒した直後は脳が刺激されて活発になり、それが酩酊の楽しさでもあるわけですが、その後に脳の抑制が訪れて眠くなります。すでに脳の完成した成人であればそれで済みますが、まだ脳が完成していない胎児ではどうなるか。胎児は基本的に母体と同じ刺激にさらされていると意識することこそが、先天異常のリスクを軽減する心構えの第一歩といえるでしょう。

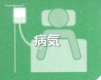

細胞損傷（変性と壊死）

- ◆ 正常な平衡状態が崩れたとき変性となる。
- ◆ 変性は可逆的なもの、壊死は不可逆的なもの。
- ◆ 脂肪肝やアミロイド症は細胞の変性状態を表している。

変性と壊死は細胞レベルでの疾病と死

　私たちは、<u>新陳代謝</u>を繰り返し行なっています。常に細胞や組織は、新しいものを取り入れ、古いものを外へ出しています。細胞や組織がからだの中へ入る新しいものと、出ていく古いものとのバランスによって、からだは平衡状態を保っています。

　正常な平衡状態から、何らかの原因で変化した病的な平衡状態にあることを<u>変性</u>といいます。変性は、原因が除去されれば正常な平衡状態に戻るので可逆的なものです。個体レベルに例えると、変性とは疾病に相当します。細胞が変性のまま時間が経過すると、やがて<u>壊死</u>となります。壊死とは細胞や組織の死のことです。細胞の死は個体レベルでも死を意味するので、壊死になった細胞や組織は不可逆的なものです。

変性や壊死となる原因

　細胞や組織が傷つく原因には、まず栄養障害が原因として挙げられます。これは、いわゆる「燃料不足」です。またエネルギーである ATP の欠乏により細胞の維持が困難になったり、異常物質が細胞の中や間に貯留したりすることも原因となります。例えば、細胞内への貯留による脂肪肝は、肝細胞内に中性脂肪が貯留されることによって起こります。通常は、中性脂肪は <u>VLDL</u>（超低密度リポたんぱく質）の形で肝臓から脂肪組織へ送り出されます。細胞間への貯留には、<u>アミロイド</u>という細胞外沈着物が臓器に沈着し、機能障害を起こすアミロイドーシスがあります。

試験に出る語句

壊死
光学顕微鏡で観察すると、組織の性質により、凝固壊死、融解壊死、脂肪壊死などさまざまな形態があることが分かる。

キーワード

アミロイド
沈着するアミロイドの型で、コンゴーレッド染色で赤橙色に染まり、偏光顕微鏡で黄緑色の複屈折を示す物質。AL型、AA型、Aβ2M型、Aβ型などに分類されており、全部で20種類以上ある。

メモ

医療分野における可逆的、不可逆的
疾病、つまり変性が起きても元に戻る可能性があるものを可逆的、元に戻らないものを不可逆的という。

変性と壊死

ヒトのからだは新陳代謝によって平衡状態を保っている。その中で起こる変性と壊死は、個体レベルでの疾病と死に当たる。

■細胞は定常状態で代謝を行なっている（新陳代謝）

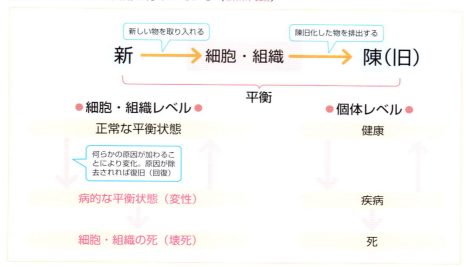

■正常・変性・壊死

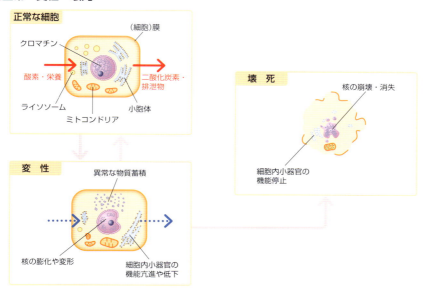

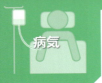

創傷治癒（組織の修復）

- ◆ 再生能力を持つ細胞は、分裂能により再生する。
- ◆ 肉芽組織とは、修復のための活性の高い組織。
- ◆ 修復後、膠原線維が残った状態を瘢痕という。

からだは傷害を負っても治癒する

　何らかの原因で傷ついた細胞が、細胞や組織の増殖によって元の形に戻ろうとすることを**再生**といいます。この再生能力は組織により異なります。

　再生能力が強い代表的な組織は、皮膚などの表層上皮細胞です。例えば、擦り傷が時間の経過によって元通りになるのは、細胞の増殖・分裂能力のおかげです。また肝細胞も再生能力が高く、肝移植はこの再生能力を利用して行なわれます。反対に再生能力が低いものには、骨格筋や平滑筋があります。しかし、再生能力は微小なものであり、骨格筋の障害時には肥大により補われています。なお、心筋細胞や神経細胞には再生能力がありません。

肉芽組織の形成が修復のしるし

　修復のための活性の高い組織のことを**肉芽組織**といいます。修復の過程には、**新生血管**や**炎症細胞**、**線維化**という流れがあります。まず、ライフラインである新しい血管により、エネルギーや栄養などを搬入します。続いて、二次感染の防止のために好中球やリンパ球という炎症細胞が現れます。そして最後に、線維芽細胞によって膠原線維を産生し、再生可能な組織を再生します。この欠損部分の埋め直しのことを**線維化**といい、このようにして、肉芽組織が形成されることを**器質化**と呼びます。肉芽組織による修復活動が完全に終了した状態では、最終的に膠原線維のみが残った状態となります。これを**瘢痕**といい、炎症の「なれの果て」といえるものです。

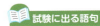

試験に出る語句

肉芽組織
修復に重要な新生血管、炎症細胞、線維化にかかわる細胞や組織のこと。

キーワード

瘢痕
完全に線維化したものを瘢痕組織という。膠原線維ができるとともに線維芽細胞は減少し、毛細血管も消失していく。

組織修復のメカニズム

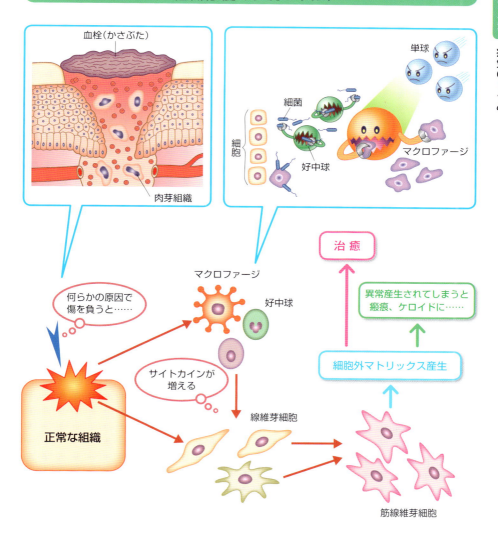

細胞は、何らかの原因で傷を負うと、それを修復しようとします。まず、好中球が最初に駆けつけて細菌を殺します。次に単球が到着してマクロファージに分化し、死んだ細胞を取り込んでしまいます。さらに、マクロファージから分泌されたサイトカインが線維芽細胞を刺激して増殖させ、細胞外基質との合成を促します。細胞外基質で埋め尽くされた組織を肉芽組織といいます。一方、線維芽細胞は細胞外マトリックスを形成し、傷と一体化して最終的に傷をふさぎます。

萎縮・過形成・化生

POINT
- 萎縮とは臓器や器官が縮小することをいう。
- 肥大化する臓器は心臓のみである。
- 見られないはずの組織が形成されることを化生という。

完成された臓器や器官の縮小

　いったん形成された臓器や器官が縮小することを**萎縮**といいます。萎縮は一度完全にでき上がった状態から起こる変化ですが、それとは異なり、最初から小さい状態であることを**低形成**、最初から全くないことを**無形成**といいます。低形成と無形成は先天異常の概念であり、サリドマイドの手が代表例です。

　萎縮の種類には、**生理的萎縮**、**圧迫性萎縮**、**廃用性萎縮**、**栄養障害性萎縮**があります。生理的萎縮の代表的なものは、性腺や胸腺、虫垂粘膜です。圧迫性萎縮は、ギプスによる圧迫で起こります。例えば帯締めにより、肝臓が肋骨に押しつけられて上縁にくぼみができたりするものです。また、廃用性萎縮はギプス固定後の筋肉の減少により起こります。

過形成と化生

　臓器や器官が今までより余計に働かなければならなくなったとき、**肥大**や**過形成**が起こります。どちらも作業量を保つために現れる反応ですが、それぞれ補い方が異なります。肥大は細胞のサイズを大きくして対応することで、スポーツ選手や運動部員などのスポーツ心臓がそれに該当します。一方、心臓以外の臓器は細胞の数を増やす過形成で対応します。

　なお、本来その部位に見られない組織が形成されることを**化生**といいます。代表的なものに扁平上皮化生がありますが、これは、本来は腺上皮であるところが、慢性的刺激の持続によって扁平上皮に化けたものを指します。

試験に出る語句

肥大
肥大する臓器は心臓のみである。前立腺肥大という言葉があるが、実際は、細胞の数を増やして対応しているため過形成が正しい。

キーワード

扁平上皮化生
腺上皮である気管支などに慢性刺激が持続すると、内部を守りやすい扁平上皮に変わる。気管支の腺上皮が喫煙の慢性刺激で扁平上皮に変わるのが典型。

メモ

サリドマイドの手
鎮静・催眠薬のサリドマイドが原因となった催奇形性のこと。手足の長骨がないか、あっても極端に短く、見た目にはアザラシのように見えることからアザラシ肢症とも呼ばれる。これを無形成、低形成といい、萎縮とは異なる。

心筋の萎縮と肥大

臓器・器官はすべて萎縮する可能性があるが、肥大する臓器は心臓のみである。

心筋萎縮とは　　　　　　　　　　心筋肥大とは

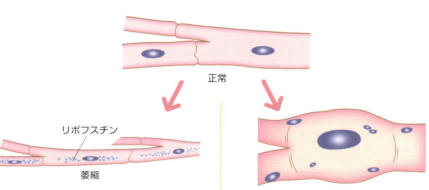

上の細胞は、いったん成熟したもの。数が少なくなりやせてきて、結果的に組織が小さくなることを萎縮という。核の周囲に消耗色素であるリポフスチンが沈着する。

正常な左心室は350gまでだが、肥大すると650gくらいまで増量してしまう。細胞数は基本的に変わらず組織や臓器そのものが太って大きくなる。

扁平上皮化生の一例

化生の代表例として、喫煙者の気管支上皮が多列線毛上皮から扁平上皮へ変化することなどが挙げられる。

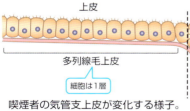

喫煙者の気管支上皮が変化する様子。いったん成熟した組織が変化することを化生というが、タバコの煙の刺激を受け続けると上皮細胞が扁平に化生してしまう。表面に向かってだんだん扁平になっていく。

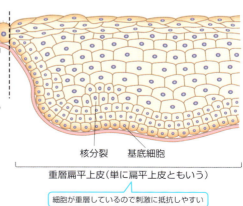

腫瘍(異常に増殖する細胞)

- 細胞が過剰に増殖を始めた状態を腫瘍という。
- 悪性腫瘍は異型が強く、増殖速度が速い。
- 悪性腫瘍で上皮性のものを癌、非上皮性のものを肉腫と呼ぶ。

腫瘍は日本人の死因の第1位

癌(悪性腫瘍)は2人に1人がなる時代だといわれており、現在、日本人の死因の第1位となっています。

腫瘍とは、生体を構成する細胞の一部が自律性を獲得して過剰に増殖を始め、細胞増殖の正常な制御機能が失われた状態になることを指します。腫瘍の分類には、悪性か良性かという予後による分類、癌や肉腫かという発生母地(その腫瘍が発生した場所)による分類などがあります。

悪性腫瘍と良性腫瘍の分類方法

予後による分類だと、悪性腫瘍は異型が強く、発育形態は浸潤性です。細胞増殖速度は速く、転移や再発が多いのが特徴です。それに対して良性腫瘍は、異型が弱く発育形態は圧排性です。細胞増殖速度は遅く、転移はなく再発は少ないとされます。

一方、発生母地による分類では、まず腫瘍を上皮性のものか非上皮性のものかで分けます。悪性腫瘍で上皮性のものを「癌」といい、扁平上皮癌や腺癌、尿路上皮癌などがあります。非上皮生のものを「肉腫」といい、平滑筋肉腫や血管肉腫などがあります。また、良性の上皮性腫瘍には乳頭腫や腺腫、良性の非上皮性腫瘍には平滑筋腫や血管腫があります。

非上皮性のものは多彩ですが、発生頻度は上皮性の方が圧倒的に多く見られます。特に決まりはありませんが、上皮性の悪性腫瘍のことを「癌」と表記し、悪性腫瘍一般のことを「がん」と表現していることが多くなっています。

 試験に出る語句

異型
光学顕微鏡で観察したときに、正常なものとの形態の違う度合い。大きさ、形、染色の強さなど。

上皮
体表面、体腔自由表面を覆う組織のこと。例えば、手の上にいる小人を考えたときに、その小人が穴を掘らずに歩いて行ける範囲が上皮、穴を掘らなければいけない部位が非上皮、皮膚や粘膜表面は上皮、皮下脂肪や血管は非上皮となるが、例外的に内分泌組織は表面へ分泌する管を失った腺上皮なので、甲状腺や副腎は上皮である。

 メモ

上皮と非上皮
上皮か非上皮かは腫瘍の発生母地の分類に非常に重要である。

腫瘍の分類

腫瘍とは、生体を構成する細胞の一部が自律性を獲得して、過剰に増殖を始めた状態をいう。

腫瘍の予後による分類

	悪性腫瘍	良性腫瘍
異型	強い	弱い
発育形態	浸潤性	圧排性
増殖速度（細胞分裂）	速い（多い）	遅い（少ない）
転移	多い	ない
再発	多い	少ない

■ 異型

光学顕微鏡で観察したときに、正常なものとの形態の違う度合い
（大きさ、形、染色の強さなど）

浸潤性発育と圧排性発育

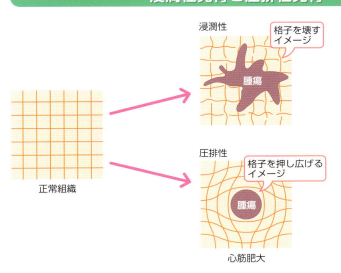

悪性腫瘍の特徴である浸潤性とは、特に局所の癌の進行度を見ると分かりやすい（P.49参照）。上皮内にとどまる限局性の腫瘍と比べて、まるで水が浸みるように筋層の下までじわじわと広がっていく。

良性腫瘍と悪性腫瘍（細胞の特徴）

- 現代医療における良性悪性の判定は形態観察に基づく。
- 悪性腫瘍は深部へと浸潤していく。
- 悪性腫瘍は核の腫大、核小体の増大、分裂像が高頻度に見られる。

良性腫瘍と悪性腫瘍の肉眼的特徴

　腫瘍はさまざまな形態を示します。まずは肉眼で観察することは非常に大切です。おおよその発育方向は、良性腫瘍の場合は外側へ向けて押し広げるように発育し、周囲との境界が明確です。そして**限局性**で、色調も均一です。

　一方、悪性腫瘍の場合は、周囲に根を張って破壊するように浸潤していき、色調は不均一です。出血のあるところは赤く、壊死は青く見え、全体的に暗赤色を呈します。色調や硬度は腫瘍（臓器）によって異なり、上皮性の悪性腫瘍の場合は白色を示し硬いものが多くなります。胃癌や肺癌、大腸癌などがこれに当たります。

　他にも肝臓癌はビリルビンにより緑色を示したり、出血により赤色、壊死により白色を示したりするといった色の特徴があります。腎臓は、脂肪を含むため黄金色を示しているように見えます。

光学顕微鏡による組織学的特徴

　癌の診断を下す際には、**組織所見**が必要不可欠です。腫瘍細胞は発生母地によりさまざまですが、一般的な特徴があります。腫瘍細胞は、正常な細胞と比べて、核の腫大、クロマチンの増加、大小不同（大きさが同じでないこと）、核小体の増大などがあります。顕微鏡標本上で、核（nucleus）と細胞質（cytoplasm）の面積の比率を表す**N/C比**が大きくなります。また、細胞の異型が強く、細胞増殖が速いため、細胞分裂能力が高く、核の分裂像もよく見られます。

試験に出る語句

クロマチン
染色質。核内にある細かな線維状の構造物。その本質はDNAである。

限局性
ここでは、特に腫瘍による病的変化が、あくまで狭い範囲に限られていて、それ以上広がっていかないこと。

核小体
核内にある構造物で、DNAの遺伝情報に基づいて、たんぱく質を合成するのに必要なリボソームの材料が蓄積されている。核小体が大きいのは細胞の活動性が高いことを意味する。

キーワード

N/C比
細胞質に対する核の比率の割合のこと。N/C比が増加するほど異型が強い。

腫瘍の特徴的な肉眼的形態

腫瘍には、以下のような特徴的な肉眼的形態がある。

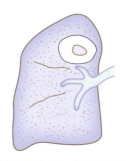
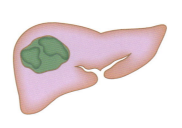
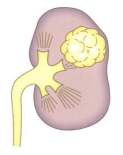

肺の扁平上皮にできる腫瘍は、肉眼で見ると白っぽく、中に空洞ができたり、壊死が見られたりする。

肝細胞癌は、胆汁うっ滞による緑色を呈する。また、出血を伴う場合は赤色も見られる。

腎臓にできる癌は、ある程度の大きさになるまでは診断されにくいが、黄金色を帯びている。

腫瘍の組織学的特徴

がんの組織的所見としては、以下のような特徴がある。細胞形態、核分裂の様子、細胞集塊の形の3つの観点がある。

	正常	癌	組織学的特徴
細胞形態			一つ一つの細胞を見ていくと、核が腫大し、クロマチンが増加し、核小体は増大する。形も整わず、膜が乱れ始め、全体的に腫大してくる。
核分裂の様子			特に悪性腫瘍では、細胞異型や核異型が強く現れる。核分裂像も頻繁に見られるようになり、左図のような3分極分裂などの異型核分裂が起こる。
細胞集塊の形			細胞を集団で見てみると、正常な細胞は基底膜に沿って一列に規則正しく並ぶが、癌細胞では不規則に重なったり基底膜を破って浸潤したりしていく。

悪性腫瘍の進展と転移

- 転移には血行性転移、リンパ行性転移、播種性転移がある。
- 胃癌の卵巣転移のことをクルーケンベルグ腫瘍と呼ぶ。
- ウィルヒョウリンパ節は血行性転移へと変化する。

転移のしかたにも種類がある

　良性腫瘍には転移はなく、転移が多いのは悪性腫瘍です。転移のしかたには、**血行性転移**、**リンパ行性転移**、**播種性転移**の三種類があります。まず、血行性転移とは、血流に乗って転移していくことを指します。癌細胞が血管を破って中へ侵入し、血流の上流から下流へと流れていき、それが血管内に詰まると腫瘍塞栓を生じ、その部分で増殖が始まります。そのため消化管の癌は、肝転移をするなど**原発巣**（最初に腫瘍が発生した病変）の血管下流に転移巣を形成することが多くなっています。また、原発巣によってはある特定の臓器に転移しやすいものもあります。代表的なものは、肺癌の副腎転移と、胃癌の卵巣転移です。この胃癌の卵巣転移のことを、**クルーケンベルグ腫瘍**といいます。

　次にリンパ行性転移とは、リンパ管を通って転移することを指し、転移するときは必ず所属リンパ節に転移します。**所属リンパ節**とは、その臓器がある周囲のリンパ節のことです。なお、左鎖骨上窩リンパ節のことを**ウィルヒョウリンパ節**と呼びますが、このリンパ節は静脈に入っていき、血行性転移へと変わる重要なリンパ節です。

　また、播種性転移とは、腹腔内や胸腔内臓器の腫瘍が、体腔内に種をまくように飛び散るような転移のしかたを指します。なお、直腸子宮窩をダグラス窩といいますが、腹腔内の最も低い位置にあるため、腹水や出血などの液体があればここへ貯留し、播種した腫瘍細胞もまずここへ飛び散ります。ダグラス窩へ播種することを、**シュニッツラー転移**と呼んでいます。

 試験に出る語句

クルーケンベルグ腫瘍
胃癌の卵巣転移。特定の部位に転移をする。他にも、乳癌の骨や脳への転移も特定の臓器に転移しやすい一例である。

 キーワード

播種性転移
胃癌や大腸癌の腹膜播種は、癌性腹膜炎になり、肺癌の胸膜播種は癌性胸膜炎となる。

リンパ管
リンパ液は泉のように全身の末梢から湧き出して、支流を集めて次第に太くなり、最終的には左鎖骨上窩リンパ節（ウィルヒョウリンパ節）から上大静脈に注ぐ。

さまざまな癌の転移

癌の転移には血行性転移、リンパ行性転移、播種性転移の3種類がある。

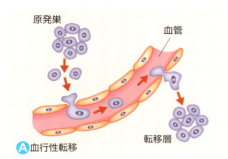
Ⓐ 血行性転移

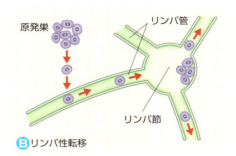
Ⓑ リンパ性転移

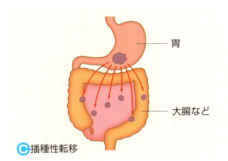
Ⓒ 播種性転移

Ⓐ：血行性転移。原発巣で癌細胞が増殖し、周囲の組織へと浸潤する。これが血管内に侵入して移動し、血管を脱出してその場で浸潤し、転移層を形成する。
Ⓑ：リンパ液に乗ってリンパ管を移動するリンパ性転移。
Ⓒ：播種性転移。母体（この場合胃）からほかの臓器に、種をまくようにバラバラと転移する。

癌細胞の遠隔転移

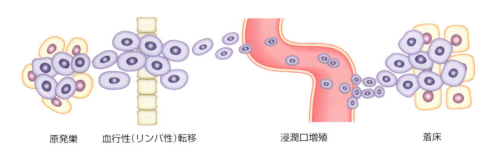

原発巣　　血行性(リンパ性)転移　　浸潤口増殖　　着床

遠隔に転移する場合は、血液かリンパ液に乗って移動する。まず原発巣で癌が増殖し、周囲の組織に浸潤していく。さらにこれが血管あるいはリンパ管に入ると、全身に転移する可能性がある。転移層に着床した後は、増殖を繰り返していく。

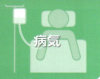

腫瘍発生の要因（外因と内因）

- 腫瘍発生の原因は外因と内因に分けられる。
- 小児癌の多くは遺伝的素因である。
- 内分泌環境が腫瘍発生の原因となることもある。

個体の外にある原因の数々

腫瘍が発生する原因は、個体の外にある原因（**外因**）と、中にある原因（**内因**）とに分けられます。外因には、**化学発がん物質**、**物理的発がん因子**、**腫瘍ウイルス**によるものがあります。

化学発がん物質に該当するのは、タールやアスベスト、アフラトキシンなどです。特にアスベストは悪性中皮腫の原因として最近注目されています。物理的発がん因子には、皮膚癌を発症させる紫外線、白血病の原因となる放射線、口腔癌の原因となる義歯などの反復刺激などがあります。腫瘍ウイルスには、成人型T細胞白血病の原因ウイルスであるHTLV-1、子宮頸癌の**ヒトパピローマウイルス**、バーキットリンパ腫や上咽頭癌のEBウイルス、肝細胞癌のHBVやHCVがあります。

個体の中にも腫瘍になる原因がある

遺伝的素因が大きいのが**小児癌**です。代表的な小児癌には白血病、脳腫瘍、神経芽細胞腫、ウィルムス腫瘍、網膜芽細胞腫があります。これら小児癌は成人の腫瘍とは機序（しくみ）が異なり、多彩ですが症例数は少ないのが特徴です。他の内因要素としては、内分泌環境が原因となります。乳癌や子宮体癌、前立腺癌は体内のホルモンの影響を受け発症します。また、免疫不全の患者も発がんのリスクが大きく、**HIV感染**による日和見感染をきたしやすい**AIDS（後天性免疫不全症候群）**は、二次性腫瘍を引き起こす可能性が高いのが特徴です。

試験に出る語句

ヒトパピローマウイルス
子宮頸癌の原因ウイルスであり、100種類以上の亜型のうち29種類が子宮頸癌に関与する。

キーワード

網膜芽細胞腫
13番染色体上のRB遺伝子の突然変異により発がん。網膜芽細胞は、胎生期に200万個あり、突然変異率は10万分の1個である。

メモ

HIV感染
ヒト免疫不全ウイルス。重度の免疫低下を引き起こし、日和見感染を併発する。

化学発がん
化学物質の慢性刺激により発がんが起きることを世界で最初に実証したのは日本の山極勝三郎博士で、1915年にウサギの耳にタール刺激によって腫瘍を発生させた。

腫瘍発生の外因と内因

癌の原因のうち、約70％近くを食事やアルコール、喫煙などが占めているといわれており、きちんと対策をしておけば、防げることも多い。また、昼夜逆転の生活や睡眠不足なども遠因となることがあるとされており、できるだけ太陽の光を浴びるなど、できる範囲で生活を改善することが必要。

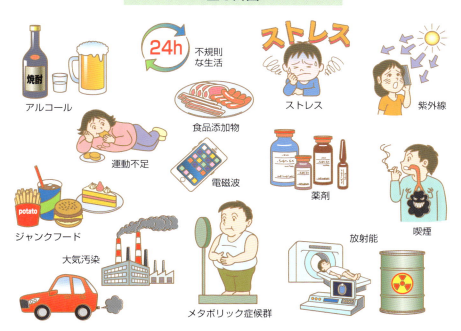

内因（個体の内にある原因）

- 遺伝的素因
  - 特に小児癌
- 内分泌環境
  - 乳癌、子宮体癌、前立腺癌
- 免疫不全
  - AIDSの患者は発がんのリスクが大きい

その他のウイルスと発がん

ウイルス	がん（関連疾患）
ヘルペスウイルス8型（HHV8）	原発性体腔液性リンパ腫 カポジ肉腫
ポリオーマウイルス（MCV、SV40、JCV、BKV）	皮膚腫瘍、脈絡叢乳頭腫

腫瘍の発見（腫瘍マーカーと組織マーカー）

- 腫瘍マーカーは腫瘍の早期発見や治療に役立つ。
- 肝臓癌では AFP が高度に検出される。
- CEA は消化器系の癌で見られる。

腫瘍にある特異的な物質

腫瘍には、それにしか見られない特異的な物質が産出されることがあります。これを**腫瘍マーカー**といいます。産出される物質は血液や体液中に放出されるため、腫瘍マーカーを検出することで、どの部位の腫瘍なのかを推定することができ、腫瘍の早期発見や治療の効果の判定にも役立ちます。腫瘍マーカーの種類には、胎児性抗原、癌関連抗原、酵素、ホルモン、免疫グロブリンがあります。胎児性抗原には腺癌である大腸癌の CEA や肝癌、癌関連ホルモンは**絨毛癌**に関連しており、免疫グロブリンは**形質細胞腫**で多く検出されます。

組織マーカーで腫瘍の由来を特定する

また、組織に特異的な物質もあり、これを**組織マーカー**といいます。組織マーカーは正常な組織にあるので、組織マーカーを腫瘍の特定に使用するときは、その腫瘍がどの組織から発生したのかを知るのに適しています。検出の際は**免疫組織化学染色**というその細胞に特異的な抗体を使って行ないます。組織マーカーには、NSE やクロモグラニン、胎児性癌や肝癌の AFP（αフェトプロテイン）があります。また、細胞表面の抗原を利用しリンパ球を分類することが可能です。悪性リンパ腫の際には、CD3、CD20、CD56 などの抗原がリンパ球に発現しているので、これらによってさらに細かく B 細胞癌、T 細胞癌などに区別することが可能です。**中間径フィラメント**によりサイトケラチン、ビメンチン、デスミンなどの区別も可能にします。

形質細胞腫
多発性骨髄腫のこと。血清中にモノクローナルな免疫グロブリン（Mたんぱく）が放出される。

免疫組織化学染色
抗体を用いて抗原を検出する手法。本来は目に見えない抗原抗体反応を可視化するために着色することから、このような呼ばれ方をするようになった。

絨毛癌
胎盤を構成する絨毛を発生母地とする悪性腫瘍。癌胎児性たんぱくである hCG（ヒト絨毛性ゴナドトロピン）が検出される。

主な腫瘍マーカー

腫瘍の発生母地を特定する腫瘍マーカーには以下のものがあります。

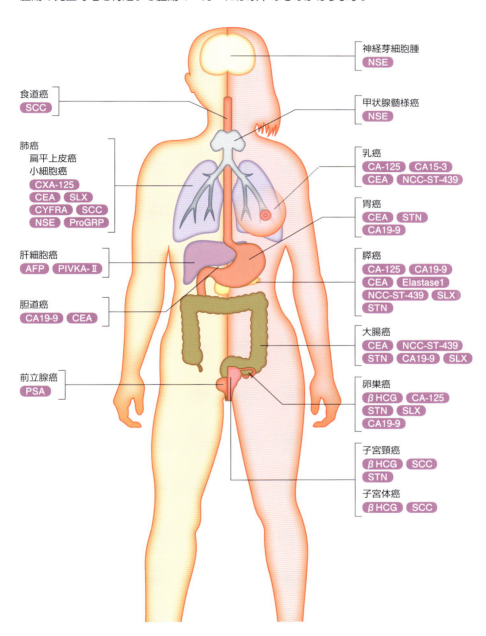

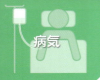
腫瘍の進行度（ステージ）

POINT
- 悪性腫瘍の進行度の判定はTNM分類が基本である。
- 原発巣の進展範囲は腫瘍の実測値よりも優先される。
- リンパ節転移と血行性転移は別々に判定される。

腫瘍の進行度の決定は治療に重要

　悪性腫瘍の予後を推定するには、「放射線や抗がん剤が効く組織型か？」「顕微鏡で観察した腫瘍組織の形態が正常な組織や細胞に比べてどのくらい分化しているか？」という以外に、「同じ臓器の同じ腫瘍でも、その進行度はどうか？」ということが重要な要素です。腫瘍が原発臓器にとどまる場合と、全身に転移している場合とでは、予後が大きく異なります。腫瘍の進行度は臓器ごとに専門家が編集した**取扱い規約**を基に、日本あるいは全世界で共通の基準により判定できるようになっています。

腫瘍の進行度はTNM分類が基本

　細部は臓器ごとに異なりますが、**TNM分類**が基本です。Tは原発巣の大きさを示します。腫瘍の実測値よりも原発巣で腫瘍がどのレベルまで進展しているかが優先され、T1からT4に分けられます。例えば甲状腺癌では甲状腺の被膜内に限局していれば、腫瘍の計測値でT1からT3に分類されますが、どんなに小さくても被膜外に浸潤していればT3以上です。また、胃癌では粘膜内に限局していればT1ですが、固有筋層まで進展するとT2、腹膜まで進展するとT3、隣接臓器に浸潤が及ぶとT4になります。また、Nは**リンパ節転移**がどの領域まで及んでいるか、あるいは領域内のリンパ節に何個転移が見られるかを示し、Mは**血行性転移**の有無を示します。もし手術検体の病理学的検索で転移が見られなければそれぞれN0、M0、転移があれば順次N1、N2、N3またはM1となります。

試験に出る語句

TNM分類
TはTumorで原発巣の大きさを示し、NはlymphNodeでリンパ節転移を示し、MはMetastasisで血行性転移を示す。

キーワード

腫瘍のステージ
TNM分類のそれぞれのパラメーターの組み合わせによって腫瘍のステージを0からⅣまでに分類する。各臓器によって判定は異なるが、一般的に上皮内に限局している癌ではステージ0、原発巣に限局していて転移がないものをステージⅠ、血行性転移まで起こしているものをステージⅣとする分類が多い。

メモ

所属リンパ節
リンパ管は組織末梢に発して、支流を集めて大河になるように流れるので、腫瘍原発部位からリンパ液に乗って流出した腫瘍細胞は必ず下流に当たる次のリンパ節に転移する。これを所属リンパ節という。

大腸癌のステージ分類

TNM分類による大腸癌のステージ分類は以下のようになります。

■ 大腸の壁の構造

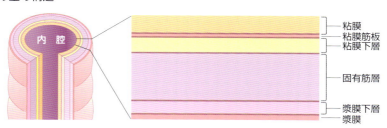

	症状
ステージ0	癌は粘膜内に限局していて転移はなし
ステージI	癌は固有筋層まで浸潤するが、それより深くには浸潤していない。転移はなし
ステージII	固有筋層まで浸潤
ステージIII	リンパ節に転移
ステージIV	血行性転移で肝、肺、腹膜などに転移

炎症とは

- ◆ 炎症反応は国家の防衛機構に似ている。
- ◆ 炎症反応は非特異的な段階から特異的な方向へ進む。
- ◆ 炎症細胞同士はサイトカインで情報を伝達しあう。

炎症初期は非特異的に反応・進行する

炎症反応は多様な細胞が関与する複雑な生体防衛反応です。本書では国同士の戦争に例えて説明していきます。

まず、何者かの侵入を許した場合、それが誰であれ自警団や地元の交番が真っ先に対応しますが、これが**組織球**や**樹状細胞**など局所の炎症細胞に相当します。**貪食能**を有する細胞で、内部に取り込んだ外敵の抗原性を分析して他の細胞に提示します。次に、機動隊が侵入現場に到着しますが、これは**好中球**の反応に相当します。好中球も貪食能による抗原分析と抗原提示を持ち、炎症反応に関与します。この段階までは侵入者の種類を問わず生体防衛反応が進行するので、**非特異的炎症**といいます。

炎症が長引くと特異的な抗体が産生される

これらの炎症細胞によって分析・提示された外敵の抗原に対して、**リンパ球**は抗原抗体反応を起こして特異的に結合する抗体を産生しますが、これが軍隊の出動に相当します。リンパ球には外敵を偵察して情報収集したり、司令部としての統括的な機能を果たしたりする**T細胞**と、実際に抗体を産生する**B細胞**のほか、ウイルスに感染したり腫瘍化した細胞を排除する、特殊部隊のような**NK（ナチュラルキラー）**細胞があります。生体を傷害するあらゆる物理的・化学的刺激に対して炎症反応が起こりますが、炎症細胞が互いに協同して働くための情報伝達は、何種類ものインターロイキンなど**サイトカイン**という化学物質の分泌によって行なわれ、炎症反応を調節します。

試験に出る語句

貪食能
貪食とは、異物を取り込んで破壊、分析することで、その能力を貪食能といい、貪食能を持つ細胞を貪食細胞という。

キーワード

抗原提示
組織球や樹状細胞などが取り込んだ病原体や異物の一部をMHC（P.58参照）の分子の働きで細胞膜外に示し、T細胞が抗原として認識できるようにすること。

メモ

抗原提示細胞
皮膚や粘膜など外来抗原の侵入門戸に当たる部位には強い貪食能を持って抗原提示する細胞が分布しており、マクロファージと総称される。消化管から侵入した抗原が最初に到達する肝の類洞（体循環における毛細血管に当たるもの）にもクッパー細胞と呼ばれる肝特有のマクロファージが存在する。

炎症反応のしくみ

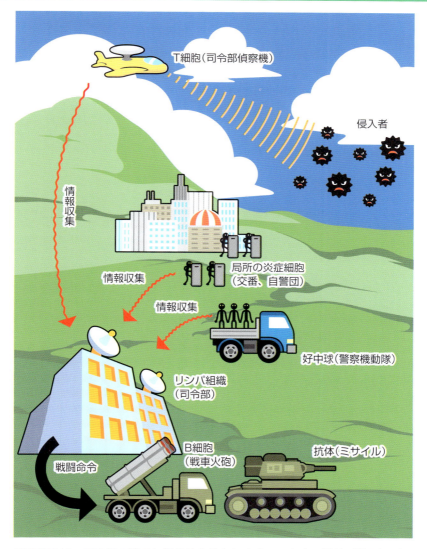

炎症反応は、国家間の戦争に例えると分かりやすい。まず、外敵（抗原）が国家（からだ）に侵入すると、自警団や地元の交番（貪食細胞）が真っ先に反応する。次に、機動隊（好中球）が駆けつけ、分析・提示された外敵（抗原）の情報に対して、軍隊（リンパ球）が反応し、抗体を産生する。軍隊における司令部はT細胞で、実際に抗体を産生するのはB細胞、そして感染したり腫瘍化したりする特殊部隊のような役割を果たしているのがNK細胞である。

炎症の修復

- ◆荒廃した組織は肉芽組織によって修復される。
- ◆肉芽組織は血管と炎症細胞と線維芽細胞よりなる。
- ◆修復が完了した部位には膠原線維の瘢痕が残る。

荒廃した組織は肉芽組織により修復される

　前項で炎症を戦争に例えて解説しましたが、炎症病巣の修復機序も終戦後の復興に例えられます。荒廃した国土を復興させるためには、まず道路や鉄道などの交通や電気、水道などのライフラインを整備しなければなりませんが、荒廃した生体組織にも新しい**毛細血管**の生成が必要です。また、治安維持には警察や軍隊の駐留も必要ですが、生体でも荒廃した組織には二次感染防止のために、**炎症細胞**が見られます。さらに、破壊された建造物の再建は、組織の再生に相当します。筋肉や神経など再生が困難な組織が破壊された後の空隙(くうげき)は、結合組織の主体である膠原線維を形成して穴埋めするために**線維芽細胞**も活性化しています。荒廃した生体組織が修復されつつある部分には、新しい毛細血管、炎症細胞の浸潤、線維芽細胞の活性化という3つの要素が必ず見られますが、これらがそろった活動性の高い組織を**肉芽組織**といいます。また肉芽組織を形成して荒廃した組織を修復していく過程を**器質化**といいます。

肉芽組織は次第に瘢痕に変わる

　器質化が完了して組織が修復されると、余分な毛細血管は消褪(しょうたい)し、炎症細胞の駐留も不要になり、皮膚や粘膜などの再生可能な組織は元通りになります。一方、再生不可能な組織は**膠原線維**で置換された状態となり、この膠原線維だけは修復完了後も消えることなく残存し、**瘢痕**(P.34参照)となります。瘢痕は可塑性(かせい)に乏しい硬い組織で、さまざまな機能障害を残すこともあります。

 メモ

肉芽組織と肉芽腫
荒廃した生体組織の修復を行なうのが肉芽組織だが、よく似た言葉に肉芽腫がある。肉芽腫とは組織球が主体として反応した病変のことで、肉芽組織とは全く関係ないので注意する。

瘢痕と膠原線維
瘢痕は肉芽組織の線維芽細胞がつくった膠原線維が残ったものである。膠原線維は全身の結合組織の主成分であるが、修復後の組織には厚く密に増殖するので管腔狭窄、運動障害、結節（シコリ）形成などを伴いやすい。

さまざまな病変の瘢痕化
潰瘍や梗塞や血腫形成など生体の荒廃を修復するために肉芽組織が形成され、瘢痕となって残るが、これらも広い意味での炎症の修復に相当する。消化管潰瘍では粘膜は再生されるが、平滑筋層は再生せず瘢痕になる。心筋梗塞では心筋は膠原線維に置換されて瘢痕として残る。

52

炎症修復のしくみ

炎症後の修復は、終戦後の復興に例えられる。新しい毛細血管の生成はライフラインであり、建物の再建は組織の再生。荒廃した組織を修復していく。

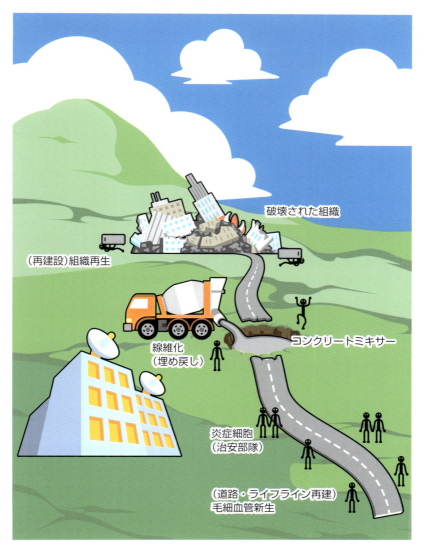

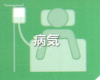

炎症の種類

- 化膿性炎症は好中球の反応が主体である。
- 増殖性炎症は線維芽細胞の反応が強い炎症である。
- 特異性炎症は肉芽腫を形成する炎症である。

炎症の形態は多様である

　炎症とはいくつもの要素を含んだ複雑な生体防衛反応であり、どの要素が最も強く現れるかによって分類されます。**化膿性炎症**とは、好中球の反応がきわめて強い炎症です。毒性の高い微生物や異物の侵入に対して起こることが多いですが、中でも好中球が結合組織の間に浸潤しているものを**蜂窩織炎症**、好中球が集合して微生物などとともに壊死になっているものを**壊疽性炎症**といい、傷口から流れる膿は好中球の残骸で、**膿瘍**ともいいます。生体組織防衛のために物質が血管壁を通過しやすくなって血漿成分が炎症細胞を含んで血管外に滲出したものが**カタル性炎症**で、鼻炎や火傷などで見られます。さらに出血を防ぐために血液の凝固機序が強く働いてフィブリンが析出したものを**線維素性炎症**、これが厚く沈着したものを**偽膜性炎症**といい、ジフテリア感染が代表的です。血管が破綻しやすいものを**出血性炎症**といい、インフルエンザ肺炎などで見られます。初めての人が理解しにくいものでは、線維芽細胞の反応が強く、膠原線維の増殖が著しい炎症を**増殖性炎症**といい、肝硬変や間質性肺炎、関節リウマチが代表的です。

肉芽腫性炎症は原因を推定できる

　病理学的に最も大事なのは、組織球集団の反応である肉芽腫を形成する炎症です。**肉芽腫性炎症**ともいいますが、結核やサルコイドーシスやハンセン病や梅毒などの原因によって組織球集団がそれぞれ光学顕微鏡下で独特な形態を示すので、**特異性炎症**という呼び方がされています。

試験に出る語句

結核
特異性炎症の中でも最も代表的なのが結核である。組織球がいくつも融合して多数の核が細胞質辺縁に馬蹄状に並んだラングハンス巨細胞と広範な壊死が見られ、通常この組織像を光学顕微鏡で観察しただけで結核と診断できるほど特徴的である。

キーワード

特異性炎症
炎症の原因と光学顕微鏡で観察した肉芽腫の形態の関係が、特異的ということである。

メモ

炎症の名称
化膿性炎、特異性炎などという呼び方もある。

肉芽腫の名称
「腫」は通常腫瘍性病変を示す語尾であるが、これは19世紀の病理学者が炎症性に反応した組織球の集団を、最初、上皮性細胞の腫瘍性増殖と誤解していた名残である。現在でも、肉芽腫を形成する組織球を「類上皮細胞」とする呼び方も残っている。

炎症の種類

炎症の種類は多様であり、現れる要素によっていくつかの種類に分類される。

炎症の種類	特徴（現れる要素）		主な病態
化膿性炎症 （蜂窩織炎症 ・壊疽性炎症）	好中球	好中球結合組織 好中球や結合組織の残骸（膿瘍）	虫垂炎
カタル性炎症	壁透過性亢進	血管 血漿成分が血管外へ	鼻炎 火傷
線維素性炎症	フィブリンが析出	血管 線維素（フィブリン）	ひどいものが 偽膜性炎症になる
出血性炎症		血管破綻	インフルエンザ肺炎
増殖性炎症	線維芽細胞 膠原線維	線維芽細胞増殖 線維化	肝硬変 肺線維症
特異性炎症	組織球 肉芽腫	組織球が集まって 肉芽腫形成	結核

急性炎症と慢性炎症

- 急性炎症では好中球の反応が強い。
- 慢性炎症ではリンパ球や線維芽細胞の反応が強い。
- 亜急性炎症の病名は特別な疾患に対して使用される。

急性は好中球、慢性はリンパ球が炎症の主体

　炎症は、かつては病期の長さで分類されていました。しかし、炎症は生体の防衛機構が急場で働き始める非特異的な段階から、相手を見きわめて集中的に働く特異的な段階へと移行するので、現在は非特異的な段階を**急性炎症**、特異的な段階を**慢性炎症**と分類するのが一般的です。また、急性炎症後の修復反応が進んで線維芽細胞による膠原線維の産生が進んだ段階も慢性炎症に含まれます。

　病理学的には組織球など局所の炎症細胞や好中球の反応が優勢な段階を急性炎症、**リンパ球**や**線維芽細胞**の反応が主体になった段階を慢性炎症と呼ぶことが多いですが、厳密な線引きはされていません。例えば、胆嚢は胆石などで炎症が慢性化すると壁が膠原線維の増殖で厚くなりますが、これによって胆嚢の運動が制限されて胆汁が停滞すると細菌感染を起こしやすくなり、新たな急性炎症を合併して激しい腹痛で手術になることがあります。このような場合、急性と慢性を厳密に区別する意味は少なくなります。

亜急性は特殊な患者に限られる

　亜急性炎症は両者の中間という意味ではなく、最近では一部の臓器の特定の病名として用いられる場合がほとんどです。例えば、比較的若年者のリンパ節に小さな壊死巣を示す**亜急性壊死性リンパ節炎**、原因不明で痛みを伴う結節を形成する**亜急性甲状腺炎**、麻疹感染後数年を経て発症する**亜急性硬化性全脳炎**などが代表例で、いずれも病期の長さとは関係がありません。

試験に出る語句

組織球と好中球
血球の中で組織球と好中球は最も類縁関係が深く、組織球は骨髄で最後まで好中球とともに分化して単球となり、血管外に出て組織に定着した細胞である。両者とも貪食能を有し、炎症の非特異的段階において抗原を加水分解酵素で分解して提示する働きを示す。

キーワード

炎症の特異性
非特異的な段階を担当する炎症細胞が提示した抗原に、リンパ球が特異的に結合する抗体を産生するようになった段階を、特異的な炎症という。

メモ

かつての炎症の分類
数日程度の経過を示すものを急性炎症、1週間以上の経過を示すものを慢性炎症、その中間を亜急性炎症とし、病期の長さをもって分類されていた。

亜急性細菌性心内膜炎
かつては心臓弁に微生物が感染してコロニーを形成した疾患をこのように呼んだが、最近では感染性心内膜炎と呼ぶようになった。

急性炎症のしくみ

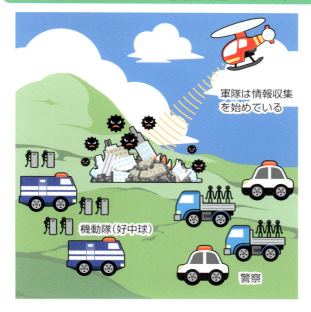

急性炎症とは、炎症という生体防衛反応のうち、ごく初期のものを指す。すなわち、貪食細胞が抗原を特定、そして他の細胞へ情報を渡すまでの、非特異的な段階である。例えば膝を強く打った際に出る発赤や腫脹、痛み、発熱などの段階を指す（P.50 参照）。

慢性炎症のしくみ

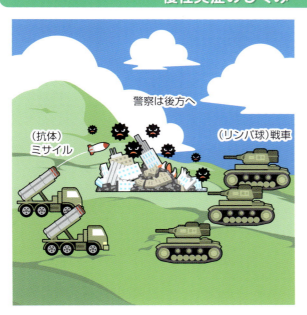

一方、炎症が特異的な段階に入ったら、慢性炎症と呼ばれる。急性炎症では好中球などの白血球が局所に浸潤するのに対し、慢性ではマクロファージやリンパ球などが浸潤する。T細胞から分泌されるサイトカインの働きによって、血中の単球がマクロファージへと分化していく。

免疫のしくみ

- ◆免疫とは自己と非自己を認識するメカニズムである。
- ◆貪食細胞が抗原を取り込んで抗原提示する。
- ◆リンパ球が抗原に特異的に結合する抗体を産生する。

免疫反応は複雑で全容が把握できない

　免疫とは微生物などの外因性抗原や、細胞の癌化などの内因性抗原など自己と異なる成分（**非自己**）を認識して、これを排除する複雑なシステムです。非常に多くの因子が相互にかかわり合っているため、専門の研究者でさえ全容を把握するのは困難といえますが、細胞性と体液性に分けて考えるのが最も分かりやすいといえます。

　免疫に関与する細胞は、基本的に炎症で働く細胞と同じです。皮膚や粘膜などの局所あるいは血液中で貪食作用を発揮する**組織球**や**樹状細胞**は、病原体の構造をパターン認識する受容体で感知し、その病原体を細胞膜にくるんで細胞質に取り込み、加水分解酵素で分解して抗原の一部を**MHCクラスⅡ分子**とともに細胞膜表面に提示します。好中球は貪食作用がありますが抗原提示をせず、逆にB細胞は貪食作用はありませんが、表面の免疫グロブリンに結合した抗原を提示します。これら外因性抗原の情報は**ヘルパーT細胞**が受け取りB細胞に伝え、B細胞は**形質細胞**に分化してそれらの抗原に特異的に結合する抗体を産生します。また、ウイルス感染細胞や癌細胞が生成する非自己のたんぱく質は**MHCクラスⅠ分子**とともに細胞表面に提示され、**キラーT細胞**がその細胞をアポトーシス（細胞死）で排除します。細胞同士が情報交換して複雑に連携するために各細胞が分泌するインターロイキン、インターフェロン、腫瘍壊死因子などの**サイトカイン**、貪食細胞が働きやすいように抗原に結合する**補体**、形質細胞が産生する**免疫グロブリン**など血清中の因子を含む総体を**免疫系**といいます。

試験に出る語句

免疫グロブリン
B細胞から分化した形質細胞が分泌する抗体。イムノグロブリンの頭文字でIgと総称し、IgG、IgM、IgA、IgE、IgDの5つのサブクラスがある。血清たんぱく質の電気泳動でグロブリンのγ分画に含まれるため、ガンマグロブリンともいう。

キーワード

MHC（主要組織適合遺伝子複合体）
臓器移植における組織適合性を決定するという意味の名称。2つのクラスがあり、クラスⅡ分子は組織球などの抗原提示細胞が貪食した外因性抗原の情報をヘルパーT細胞に提示し、クラスⅠ分子はウイルス感染や癌化によって細胞内に生じた内因性抗原の情報をキラーT細胞に提示する。

メモ

自然免疫と獲得免疫
皮膚や粘膜などの局所で組織球や好中球などが補体との協同で抗原を貪食し、非特異的に排除するメカニズムはもともと生体に備わっていたと考えられ、自然免疫という。一方、提示された抗原に対してリンパ球が特異的な抗体をつくって全身で抗原を排除するメカニズムを獲得免疫という。

2つの免疫系

ある病原体に一度感染して治癒すると、同じ病原体には再び感染しない。「免疫ができる」という言い方をするが、これのことである。自然免疫だけでは治癒しなかった場合は獲得免疫というフェーズに進む。下図のようなしくみになっている。

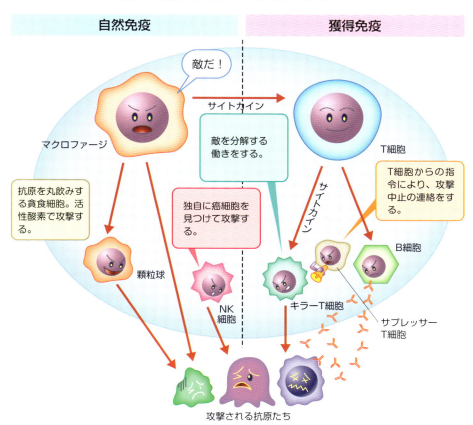

Column

細胞の言葉

　私たちは何か協同作業をするときには、空気の振動による会話や、文字や通信による言語を使って相互コミュニケーションを図りますが、細胞同士はそのようなコミュニケーション手段を持っていません。細胞はその代わりに化学物質を放出して、他の細胞に情報を伝達します。サイトカインは生体防衛という協同作業で細胞同士が駆使する「言葉」と言ってよいでしょう。同じような細胞の言葉にはホルモン（P.122 参照）や神経伝達物質があります。

免疫の異常

- ◆ 免疫不全では免疫機能の一部が発現できなくなる。
- ◆ 自己免疫疾患では自己成分を抗原として認識する。
- ◆ アレルギーは免疫メカニズムの誤作動である。

免疫不全は免疫反応が停止した状態

　生体は、免疫の働きによって自己と非自己を認識し、非自己成分を排除して守られています。しかし、非自己成分を排除して生体を守るべき免疫系の働きに異常があると、**免疫不全**や**自己免疫疾患**、**アレルギー**などの疾患が引き起こされます。免疫不全には先天性と後天性があり、免疫系を構成する機能の一部が欠損する疾患です。例えば**ディ・ジョージ症候群**は胸腺低形成による先天性のT細胞の機能不全、**先天性無ガンマグロブリン血症**はB細胞の分化障害のため抗体産生機能の著しい低下、また**後天性免疫不全症候群（AIDS）**は**ヒト免疫不全ウイルス（HIV）**によるヘルパーT細胞の選択的障害が原因です。

免疫反応が過剰に発現する疾患もある

　自己成分を抗原として認識するリンパ球の成熟は胸腺や骨髄で抑制されています。もし、そのようなリンパ球が誤って成熟してしまっても、末梢で排除される免疫寛容というメカニズムが備わっています。この自己に対する寛容性が破綻した状態を**自己免疫疾患**といい、自己成分に対する抗体（自己抗体）が血清中に出現します。全身に症状が出る**膠原病**のほか、限られた臓器にのみ症状が出る臓器特異的な自己免疫疾患もあります。

　また、免疫系が非自己を認識して排除するという本来の働きをする際に、副作用のような望ましくない結果が起こってしまう状態をアレルギーと総称し、Ⅰ～Ⅳ型の4型に大別されています（P.62参照）。

試験に出る語句

ヒト免疫不全ウイルス
逆転写酵素を持つRNAウイルスで、性行為による感染のほか、血液製剤や注射針による血液感染、産道出血や母乳を介する母子垂直感染の経路が知られている。

キーワード

自己抗体
自己成分を抗原と認識したリンパ球によって産生される抗体。必ずしも自己抗体が自己成分を攻撃することが疾患の原因になるのではなく、疾患による組織の破壊で普段は細胞内に封入されている核などの細胞内小器官が抗原提示細胞に認識された結果として自己抗体が産生される場合もある。

メモ

先天性免疫不全の遺伝形式
B細胞の抗体産生機能が障害される先天性無ガンマグロブリン血症やウィスコット・アルドリッチ症候群はX連鎖劣性遺伝、T細胞の機能が障害されるディ・ジョージ症候群は22番染色体の微小欠損、好中球の貪食機能が障害されるチェディアック・東症候群は常染色体劣性遺伝を示し、いずれも出生後よりさまざまな感染症に罹患しやすい。

3つの免疫異常のしくみ

◆免疫不全

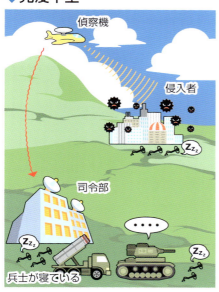

◆自己免疫

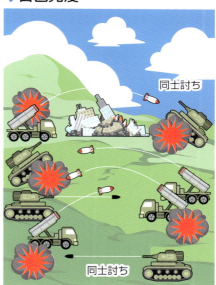

◆アレルギー

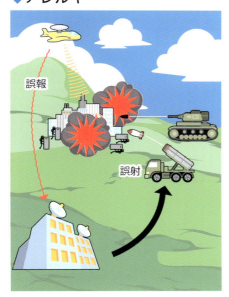

3つの免疫疾患を戦争に例えると、これらの図のようになる。まず、免疫不全とは、侵入者（外敵、抗原）に対しての抵抗力を失っている状態を指す。戦うべき兵士が寝ているような場面を想像すればよい。自己免疫は、免疫が、自分が持っている抗体を誤って攻撃してしまうこと。アレルギーとは免疫細胞が誤報を犯してしまい、過剰反応しているようなものだと考えられる。

アレルギー性疾患

- ◆ アレルギーとは免疫系の暴走や誤作動である。
- ◆ Ⅰ型アレルギーは急速に症状が出現する。
- ◆ Ⅱ型アレルギーは自己免疫疾患の一種である。

アレルギー反応は通常4つに分類

　本来は生体を防衛するために存在する免疫系が、特定の抗原に対して過剰反応や誤作動をするために、生体にとって望ましくない結果が起こることを<u>アレルギー</u>といいます。アレルギーは4つの型に分類することが多く、そのうち<u>Ⅰ型アレルギー</u>は即時型とも呼ばれ、<u>IgE抗体</u>と肥満細胞が関与します。<u>肥満細胞</u>はIgEのFc部分の受容体を持っており、ここにいるIgEのFab部分に抗原が結合すると細胞質内に貯留していた<u>ヒスタミン</u>などの化学物質を放出して気管支収縮や血管壁の物質透過性を亢進させます。抗原に曝露されて数分以内に症状が出ることが多く、<u>気管支喘息</u>やアレルギー性鼻炎、花粉症などが代表的ですが、重症なものだと造影剤や抗生物質に対する<u>アナフィラキシーショック</u>があり、血圧低下や呼吸困難を起こします。

　<u>Ⅱ型アレルギー</u>は細胞障害型とも呼ばれ、細胞表面の自己抗原にIgGやIgM抗体のFab部分が結合し、これらの抗体のFc部分に補体が結合することで、貪食細胞やNK細胞の標的となって細胞が障害されるものです。自己の血球が標的となる<u>自己免疫性溶血性貧血</u>が代表的です。<u>Ⅲ型アレルギー</u>は免疫複合体型とも呼ばれ、IgGやIgM抗体が抗原と結合した<u>免疫複合体</u>（抗原抗体複合体）が組織に沈着して障害するもので、<u>急性糸球体腎炎</u>が典型です。<u>Ⅳ型アレルギー</u>は遅延型とも呼ばれ、抗原に接触した皮膚などの抗原提示細胞がT細胞を活性化して、2〜3日後に炎症を起こします。接触性皮膚炎が代表的ですが、結核菌への感作を調べる<u>ツベルクリン反応</u>もこの原理です。

試験に出る語句

肥満細胞
骨髄で生まれるが、早期から組織中で分化するといわれる。細胞膜にIgEのFc受容体を持ち、細胞質にヒスタミンやヘパリンなどを含むⅠ型アレルギーの関連細胞である。

キーワード

抗体の構造
軽鎖と重鎖それぞれ1対ずつがアルファベットのY字型になった分子のうち、上に広げた2つの腕がFab部分でここが抗原を認識し、足元に当たるのがFc部分で、リンパ球や貪食細胞など他の免疫担当細胞表面の受容体に結合して活性化する。

メモ

アトピー
アレルギー体質を漠然とアトピーということもあるが、本来の意味はIgE抗体を産生しやすい体質のことである。Ⅰ型アレルギーを起こしやすい。

Ⅴ型アレルギー
Ⅰ〜Ⅳ型のほかにⅤ型アレルギーを分類することがある。これはⅡ型と同様、成分を誤認した自己抗体によって組織が刺激されるもので刺激型と呼ばれ、バセドウ病が代表的である。

アレルギーの分類

アレルギーは、主に以下の4つの型に分類されることが多い。

Ⅰ型

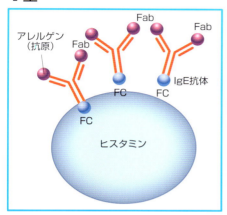

即時型のアレルギー。IgE抗体とは、免疫グロブリンという免疫に関係したたんぱく質の一つ。これと抗原が結合することでヒスタミンが放出される。

Ⅱ型（Ⅴ型）

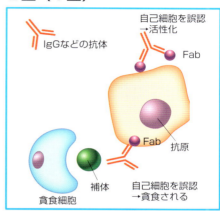

補体が活性化するのがⅡ型のポイント。これにより細胞の融解や貪食が起こる。抗体が細胞膜上にある抗原に反応することで、補体が活性化する。

Ⅲ型

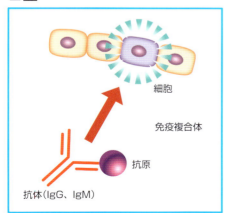

血液中で抗原抗体反応が起こり、免疫複合体となって各部に沈着し、炎症の原因となる。免疫複合体型の反応。

Ⅳ型

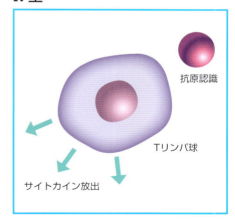

遅延型反応。抗体はかかわらない。T細胞がマクロファージを異常に活性化させてしまうことで起こる。B細胞は関与しないという特徴もある。

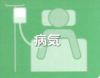

病気

膠原病

POINT
- ◆膠原病とは原因不明の結合組織の炎症である。
- ◆免疫寛容が破綻して自己成分を抗原として認識する。
- ◆自己免疫疾患のうち全身性のものが膠原病である。

全身の結合組織の慢性炎症が膠原病

　20世紀前半まで、疾患は臓器単位でしかとらえられていませんでしたが、1942年にクレンペラーが**結合組織の異常**という新しい疾患概念を提唱しました。**膠原病**はその代表例で、臓器と臓器のすき間を接着剤として埋めている結合組織の、原因不明の炎症性疾患と定義されます。クレンペラーはリウマチ熱、関節リウマチ、全身性エリテマトーデス、進行性全身性硬化症、多発性筋炎と皮膚筋炎、結節性動脈周囲炎を膠原病に分類。後にシェーグレン症候群、ベーチェット病、混合性結合組織病も追加されました。

自己免疫疾患の全身性のものが膠原病

　膠原病と聞くとさまざまな**自己抗体**が出現する**自己免疫疾患**の総称と考えられがちですが、自己免疫疾患には全身性のものと臓器特異的なものの2つがあり、全身性の自己免疫疾患を膠原病と呼びます。臓器特異的な自己免疫疾患を挙げると、抗サイログロブリン抗体が出現する橋本病、抗胃粘膜壁細胞抗体が出現する自己免疫性胃炎、抗ミトコンドリア抗体が出現する原発性胆汁性肝硬変などがありますが、全身に及ぶ症状が出る膠原病とは違い、症状が特定の臓器に限られるのが特徴です。生体には自己成分を抗原として認識する自己抗体を誘導または産生するリンパ球を抑制する機序が備わっており、これを**免疫寛容**といいます。炎症によってこの機序が破綻されると自身の成分に対して抗原抗体反応が起きるようになり、血清中に**抗核抗体**や抗ミトコンドリア抗体など多彩な自己抗体が出現します。

試験に出る語句

免疫寛容
自己成分を抗原として認識するリンパ球を制御する機序のこと。T細胞は胸腺、B細胞は骨髄で抑制される中枢性の機序のほかに、末梢で自己を認識するT細胞を排除または無視する末梢性の機序もある。

キーワード

抗核抗体
一口に抗核抗体といっても2本鎖になって遺伝情報が封印された状態の抗2本鎖DNA抗体、抗ヒストンたんぱく質抗体、抗核小体抗体、核内でRNAに結合して働くたんぱく質に対する抗RNA結合たんぱく質(RNP)抗体など多彩である。

メモ

自己抗体と症状
リウマチ熱では溶連菌の菌体抗原に対する抗体が自身の心臓成分にも抗原抗体反応を起こして障害を起こすが、むしろ慢性炎症で組織が破壊され、普段は細胞内に封印されている自己抗原がリンパ球に曝露されることによって自己抗体が産生されるようになると考えられるものが多い。

膠原病とは

膠原病とは、一つの病気の名前ではなく、全身あるいは複数の臓器に炎症を生じる病気の総称のことである。

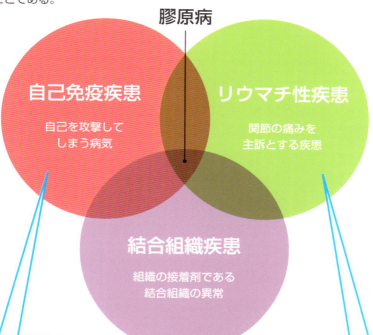

自己免疫疾患の発生のしくみ

自分の免疫細胞を、自分の免疫組織が攻撃してしまう異常事態を指す。本来なら非自己に対してのみ働く機序であるはずの免疫反応が自己に向けられることの理由はまだ分かっていない。

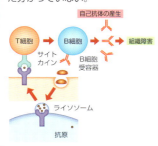

結合組織とは、組織同士を結びつけ、細胞へ栄養を送ったり不要物を排除したりする、代謝に関係する組織のこと。この結合組織に炎症が起こると、多くの臓器に病変を来す。

関節リウマチの関節病変

関節・筋肉・骨などの痛みを総称して、リウマチ性疾患という。原因はさまざま。

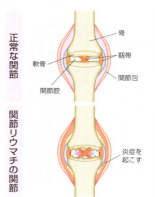

病理学コラム ……………… ②

分子標的治療

　昔から悪性腫瘍の治療は手術、抗がん剤、放射線の3本柱といわれてきました。手術は病変を（原発巣と転移巣を含めて）できるだけ広範に切除するもの、抗がん剤は細胞分裂速度の速い細胞を標的にして、細胞分裂中の最も不安定な細胞周期にある腫瘍細胞を破壊するもの、放射線も細胞分裂のためにDNA合成中の不安定な腫瘍細胞に放射線を照射して破壊するものです。手術では正常組織も含め、かなり広く切除しなければ再発の危険性が高く、抗がん剤や放射線は正常組織にも影響を与えてしまいますが、腫瘍細胞の方が正常組織よりも細胞分裂速度が遅いので、腫瘍が先にまいってしまうという「我慢比べ」の原理で治療しています。

　ところが、細胞膜表面に存在する細胞増殖に関与するたんぱく質分子に対して特異的に結合するモノクローナル抗体や、腫瘍細胞の細胞膜を通過後に分裂を促進し、細胞内のたんぱく質分子に結合して機能を阻害する分子量の小さい物質は、正常細胞にはほとんど影響を及ぼさずに腫瘍細胞だけを狙って効果を発揮することが期待できます。正常細胞と腫瘍細胞が発現しているたんぱく質分子の違いを標的とすることから分子標的治療の名が付けられました。例えば、乳癌治療に広く用いられているトラスツズマブ（商品名はハーセプチン）は、がん遺伝子erb-B2の産物であるHER2という細胞表面のたんぱく質に対する抗体ですが、乳癌の病理組織標本の免疫組織化学的染色で、細胞膜にHER2が発現していることが確認された症例に対して投与されます。

第3章
消化器の しくみと病気

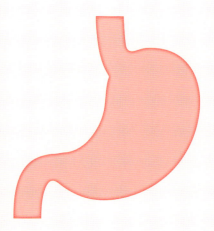

消化器

消化器のしくみ

POINT
- 胃には主細胞・壁細胞・副細胞がある。
- 十二指腸にある粘液腺をブルンネル腺という。
- 十二指腸のファーター乳頭から胆汁と膵液が分泌される。

消化管の基本構造

　消化器は口から肛門までの**消化管**と、唾液腺や肝臓、膵臓などの**腺**から成り立っています。消化を担うものには**食道・胃・十二指腸・小腸・大腸**があり、それぞれ重要な役割を果たしています。食道での消化は口腔内の唾液によるもの以外は、基本的に行なわれません。胃は、**噴門部・胃体部・幽門部**に分けられ、噴門部と幽門部には、**粘液腺**があります。胃体部は、本来の胃の働きをするところで、胃の**固有腺（胃底腺）**があり主細胞・壁細胞・副細胞の３つから成っています。主細胞は**ペプシノゲン**を分泌し、塩酸により**ペプシン**へ変換されます。壁細胞は**塩酸**と**内因子**を分泌します。また、副細胞は粘液を分泌します。胃は、自分自身さえ消化してしまうペプシンと塩酸と、自己消化から守る粘液を保ったうえで消化活動を行なっています。

　続いて十二指腸には、粘膜下層に**粘液腺（ブルンネル腺）**があります。内腔に向かって突起が多数出ている絨毛上皮で覆われており、**ファーター乳頭**から肝臓で合成された胆汁と、膵臓から分泌された膵液が分泌されます。小腸は**空腸**と**回腸**の２部から成り、こちらも絨毛上皮で覆われています。粘液腺はありませんが、腸液を分泌する**リーベルキューン腺**があり、栄養の吸収を行なっています。また粘液下には消化管液に関与する**パイエル板**があります。

　大腸は、**盲腸・結腸（上行結腸・横行結腸・下行結腸・Ｓ状結腸）・直腸**に分けられます。陸棲哺乳類は、大腸がよく発達しています。腺腔を持つ陰窩上皮（いんかじょうひ）であるため、水分を吸収し、便の固形化に役立っています。

試験に出る語句

腺
分泌腺のこと。化学物質を分泌する内分泌腺と体表や体腔内に分泌物を排出する外分泌腺がある。

粘液腺
体表に、粘液を分泌する粘液産生細胞によって構成される腺のこと。粘液は粘膜表面にこびりついて内部を保護する機能を果たしている。消化液から内部を保護するのもその一つ。

固有腺
胃の本来の役割を果たす外分泌腺。ほかに噴門腺、幽門腺がある。

キーワード

ペプシン
強力な消化酵素。自己の消化管さえも消化し得る。そのため胃表面を粘液でコーティングして自己消化から守っている。

メモ

パイエル板
リンパ装置。免疫に関与する。

消化器の全体像

消化器官は、食べ物を消化し、栄養素として吸収、不要なものを便として排泄する働きをする、ヒトの体内を通る長い管である。全体像は以下の通りで、口・食道・胃・十二指腸・小腸・大腸の5つに大きく分かれる。

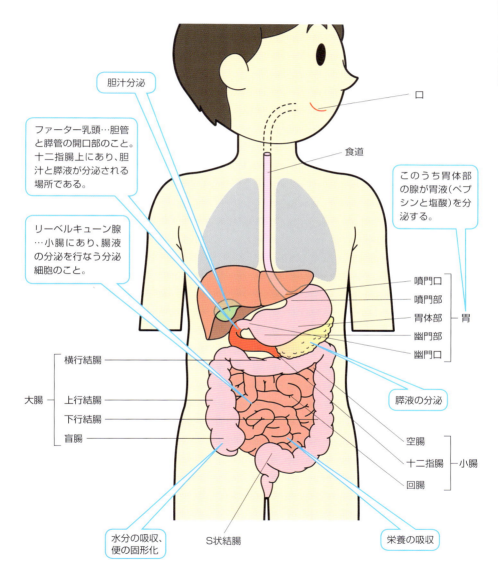

第3章 消化器のしくみと病気

69

消化器

消化器の主な病気

POINT
- 先天性食道閉鎖は早期手術が必要である。
- 小腸は病変の少ない部位である。
- 大腸の先天異常にはヒルシュスプルング病がある。

食道の先天異常と胃癌

　食道と胃を合わせて上部消化管といいます。食道の先天異常には、**先天性食道閉鎖**があり、食道の閉鎖と**気管支ろう**（本来はないはずの管腔）の組み合わせで5つの型（A～E型）に分けられます。最も多いのはC型で、新生児期から泡沫状のよだれが出るのが特徴です。この場合は初乳を禁止し、新生児期に緊急手術を行なう必要があります。

　胃の疾患には胃炎や胃癌があり、胃癌は早期胃癌か進行胃癌かを区別することが重要です。粘膜下層までにとどまるものを早期胃癌、固有筋層以下まで浸潤したものを進行胃癌と区別します。また、胃癌は通常肝に転移することが多いですが、他に胃癌の卵巣転移によりできた腫瘍を**クルーケンベルグ腫瘍**、ダグラス窩への播種性転移を**シュニッツラー転移**といいます。

小腸と大腸の疾患

　小腸と大腸を合わせて下部消化管といいます。十二指腸・空腸・回腸をまとめて小腸といいますが、小腸の先天異常には**先天性十二指腸閉鎖**と**メッケル憩室**があります。

　一方、盲腸・結腸・直腸をまとめて大腸といいますが、大腸の先天異常には腸管の神経叢欠損による**ヒルシュスプルング病**と**鎖肛**があります。小腸は病変の少ない部位ですが、糞便の刺激にさらされる大腸には大腸癌が好発します。胃癌と同様、粘膜下層までにとどまるものを早期大腸癌と分類しますが、大腸の早期癌は良性腺腫から悪性化したものが多いのが特徴です。

キーワード

鎖肛
先天性の奇形で、肛門の狭窄あるいは閉鎖している状態。外科的治療（手術）が必要である。

メモ

小腸の病変
小腸は他の消化器官に比べて、病変がそれほど多くない部位である。

消化管神経叢
食道から直腸に至るまで消化管の筋層にはアウエルバッハ神経叢とマイスナー神経叢の神経が分布して蠕動運動を支配している。神経叢は胎児期に口側から順に完成していくため、神経叢の欠損は肛門側に見られる。

消化器の先天異常

■ 食道

先天性食道閉鎖

食道の閉鎖と気管支ろうの組み合わせで5型ある。

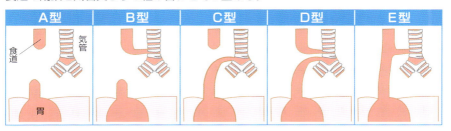

■ 小腸（十二指腸、空腸、回腸）

先天性十二指腸閉鎖

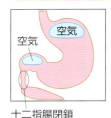

胃と十二指腸の内容物が停留して、空気が2カ所にたまる（ダブルバブルサイン）。

メッケル憩室

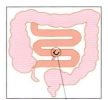

回腸末端近くと臍部を結ぶ異常な管腔。胎児期に卵黄嚢に貯留していた養分を補給する経路が閉鎖せずに残ったもの。

■ 大腸（盲腸、結腸、直腸）

ヒルシュスプルング病

異常が見られる範囲によって、主に4つの型に分けられる。神経叢欠損のため蠕動運動が起こらず口側の腸管が拡張する（図で濃く塗られた部分が病変部）。

短域型

直腸からS字結腸にかけて神経節細胞がない

長域型

直腸から下行結腸〜盲腸にかけて神経節細胞がない

全結腸型

結腸全体と小腸の一部にかけて神経節細胞がない

広範囲型

神経節細胞がない範囲が小腸の入口にまで及ぶ

消化器

胃炎

POINT
- ピロリ菌は胃炎や胃癌の原因となる。
- 慢性胃炎になると腸上皮化生が起こる。
- 抗壁細胞抗体による自己免疫性胃炎もある。

慢性的な胃炎はピロリ菌が原因

　胃には、消化のための塩酸やペプシンが存在します。また、強力な消化酵素から守るために粘液を産生し、胃そのものをコーティングしています。この消化とコーティングのバランスが崩れてしまうと、大なり小なり炎症（胃炎）が起こります。慢性胃炎は、ヘリコバクター・ピロリ（ピロリ菌）との関連がとても強いのが特徴で、炎症は幽門部だけでなく、胃の全範囲に及ぶこともあります。慢性的に炎症が続くと、胃炎は胃癌へと移行していく場合があります。また、胃の腺上皮が大腸や小腸の上皮に類示した上皮へと移り変わる腸上皮化生や、胃酸による粘膜びらんも見られます。臨床症状には胸焼けや吐き気、嘔吐、心窩部痛があり、これらは食後に現れることが多くなっています。治療には原因とされるピロリ菌の除菌が有効です。多くの胃癌の原因でもあるので、日本ヘリコバクター学会などが薬剤を用いたピロリ菌の除菌を推奨しています。

胃壁細胞に対する抗体が原因の胃炎もある

　ピロリ菌が原因でない胃炎もあります。A型胃炎といって自己免疫性のものがその一つです。胃には役割に応じて3種類の細胞があります。そのうち、塩酸や内因子を分泌したりする壁細胞に対する抗体（抗壁細胞抗体）が原因で起こる胃炎がA型胃炎です。壁細胞の破壊により、胃は無酸症となります。また、内因子の産生が障害されることにより、ビタミンB_{12}と葉酸の吸収障害も起こります。結果として悪性貧血へと悪化していく恐ろしい胃炎の一つです。

試験に出る語句

ヘリコバクター・ピロリ（ピロリ菌）
ピロリ菌は強酸環境下の胃に定着している。このままでは生息できないため、ウレアーゼという尿素分解酵素を分泌して胃内の尿素を分解し、アンモニアをつくって中和することで生息している。なお、ピロリ菌の名称は胃の幽門（ピロリス）に由来する。

キーワード

心窩部痛
心窩部とはみぞおち部分のこと。胃炎時だけでなく、心筋梗塞を起こしたときにも発症することがある。

メモ

胃炎と胃癌
鑑別をするには内視鏡検査が行なわれるが、難しい場合も多い。その場合は胃生検を実施して、光学顕微鏡で病理学的検査が行なわれる。

胃炎の主な症状

ピロリ菌はウレアーゼを出して、胃の中の尿素を分解してアンモニア（アルカリ性）のバリアをつくり、胃の表面まで移動することができる。

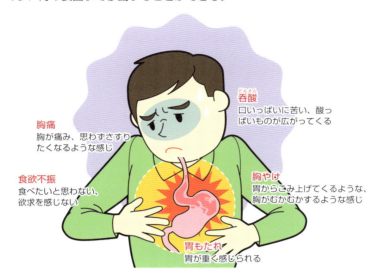

ピロリ菌の病原因子

慢性胃炎や胃癌の原因となるピロリ菌には、多くの病原因子が存在している。

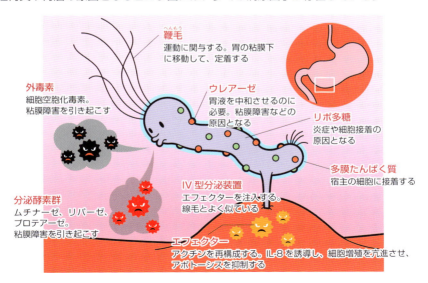

消化器

消化性潰瘍

POINT
- ◆ 潰瘍とは、上皮が全層欠損した状態。
- ◆ 胃潰瘍の三大合併症には、出血、穿孔、狭窄がある。
- ◆ 修復過程で、粘膜上皮は再生し、固有筋層は瘢痕化する。

消化性潰瘍とは胃潰瘍と十二指腸潰瘍のこと

　潰瘍とは一般に上皮が全層欠損した状態のことを指します。それに対して上皮の表層のみが欠損した状態を**びらん**といいます。消化管の壁は、内腔側から**粘膜上皮**（M）、**粘膜筋板**（MM）、**粘膜下層**（SM）、**固有筋層**（PM）、**漿膜下層**（SS）、**腹膜‐漿膜**（S）という構造で、どの層まで侵されたかにより、進行度を判定します。胃には、ペプシンと塩酸の攻撃因子と、粘液と血流の防御因子があり、両者がバランスを取って消化活動を行なっていますが、この防御因子が弱まると攻撃因子により胃壁が消化されていき、固有筋層が消化されると蠕動運動が障害され、消化が漿膜まで及べば**胃穿孔**となります。

　胃潰瘍の合併症には、出血、穿孔、狭窄があります。現在では侵襲の少ない治療法が用いられており、予後は基本的に良好です。**胃潰瘍**や**十二指腸潰瘍**ともに、症状として**黒色便（タール便）**が見られます。これは、胃や十二指腸潰瘍からの下血は、酸による影響を受けて赤血球が変性するためです。結腸や直腸の出血では見られません。

潰瘍の修復

　消化性潰瘍の修復過程は、消化管壁の部位により修復のしかたが異なります。粘膜上皮は再生を、固有筋層は**器質化**、**瘢痕化**をします。瘢痕とは膠原線維ができ上がることで、この部分は不活性であり、瘢痕収縮により伸縮することはありません。そして潰瘍後の瘢痕は生涯残ります。

試験に出る語句

潰瘍
消化性潰瘍とは、胃潰瘍と十二指腸潰瘍のことをいい、胃酸の分泌など、自己消化が関連している潰瘍のことをいう。

キーワード

黒色便（タール便）
胃潰瘍などで上部消化管から出血すると異色便を呈する。赤血球が胃酸の影響を受け変性することで生じる。結腸や直腸での下血は、消化の影響をあまり受けないため鮮血便となる。

メモ

固有筋層
消化管の蠕動運動に関与する。平滑筋より成り、内層の輪状筋と、外層の縦走筋の互いに直交する2層から形成されている。

胃潰瘍の進行

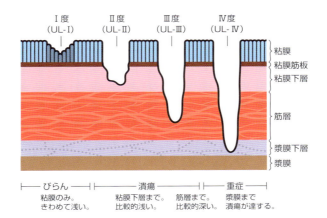

潰瘍とは、粘膜下層以下に炎症が及んだものを指す。深さによって軽症から重症までに分けられる。一方びらんとは、粘膜のみが傷ついた、浅い病変を指す。自覚症状としては食欲がなんとなくなかったり、食後胃がもたれたりするようになり、進行していく。

潰瘍の修復過程

潰瘍の修復過程は下記の通り。

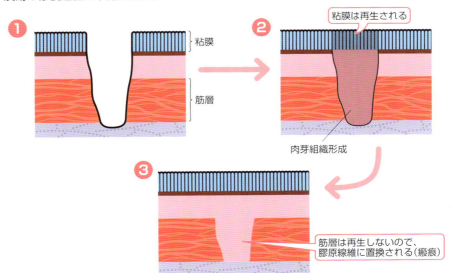

消化器

胃癌

POINT
- 早期胃癌はリンパ節転移にかかわらず粘膜下層に限局する。
- 進行胃癌にはボルマン分類が使用される。
- 腺腔が見られる場合は高分化型の胃癌である。

胃癌の進行度の分類

胃癌のほとんどすべては**腺癌**であり、癌の進行度により、早期胃癌と進行胃癌に分けられます。早期胃癌は、癌が粘膜下層までに限局するものをいいます。一方、進行胃癌は、固有筋層以下まで深く浸潤したものをいいます。分かりにくいとは思いますが、粘膜下層までに限局していればリンパ節転移があっても早期胃癌です。

胃癌の肉眼分類は進行癌では**ボルマン分類（Ⅰ～Ⅳ型）**を用い、ボルマンⅢ型が最も多く見られます。早期癌では内視鏡分類（Ⅰ、Ⅱa、Ⅱb、Ⅱc、Ⅲ）を用い、Ⅱc型が最も多く見られます。胃癌取扱規約では進行癌と早期癌を統一して分類しています。

光学顕微鏡で見た組織分類

胃癌を組織分類すると、**高分化型**（腸型）と**低分化型**（胃型）の2つに分けられます。高分化型とは、**腸上皮化生**した胃粘膜であり、**腺腔**を形成します。この型は年長男性に多いのが特徴で、ボルマンⅠ・Ⅱ型に多く見られます。肝臓やリンパ節への転移も少なくありません。

一方、低分化型とは、胃の固有の腺に由来し、腺腔は形成しません。若い女性に多いのが特徴で、ボルマンⅣ型のほとんどはこの型です。転移のしかたは飛び散るような**腹膜播種**が多く、これが卵巣に転移したものを、**クルーケンベルグ腫瘍**、ダグラス窩に転移することをシュニッツラー転移と呼びます。いわゆるスキラス胃癌は低分化型のものが異常な速さで浸潤するものです。

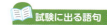

試験に出る語句

ボルマン分類
肉眼的な割面の形で進行癌を分類したもの。

キーワード

高分化型
発生母地の粘膜の形成、すなわち腺腔形成をとどめている癌。

低分化型
光学顕微鏡で細胞を観察すると、核は偏在し、粘液が見られる細胞がある。これを印環細胞という。

胃癌の分類

胃癌は幽門前庭部小弯側に発生しやすい。粘膜と粘膜下層に限局しているものを早期癌、固有筋層以下に及ぶものを進行癌という。さらに細かいものは下記の通り。

■進行癌の分類（ボルマン分類）

限局隆起型

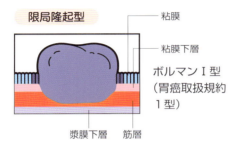

ボルマンⅠ型
（胃癌取扱規約
1型）

限局潰瘍型

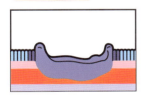

ボルマンⅡ型
（胃癌取扱規約
2型）

浸潤潰瘍型

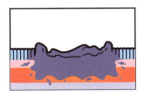

ボルマンⅢ型
（胃癌取扱規約
3型）

びまん浸潤型

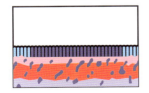

ボルマンⅣ型
（胃癌取扱規約
4型）

■早期癌の分類（内視鏡分類）

隆起型

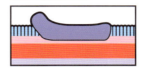

Ⅰ型
（胃癌取扱規約
0-Ⅰ型）

平坦型 Ⅱ型

・表面隆起型

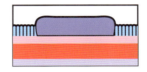

Ⅱa型
（胃癌取扱規約
0-Ⅱa型）

・表面平坦型

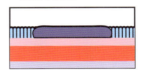

Ⅱb型
（胃癌取扱規約
0-Ⅱb型）

・表面陥凹型

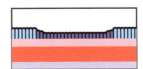

Ⅱc型
（胃癌取扱規約
0-Ⅱc型）

陥凹型（潰瘍縁に癌があるもの）

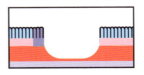

Ⅲ型
（胃癌取扱規約
0-Ⅲ型）

消化器 食道炎と食道癌

POINT
- ◆ 食道癌の大部分は扁平上皮癌である。
- ◆ バレット食道は腺癌の発生母地となる。
- ◆ 酸よりアルカリの誤飲の方が重症化しやすい。

逆流性食道炎は食道癌へ移行する場合も

　食道炎になる要因には、胃からの食物逆流によるもの、感染によるもの、化学性のものなどがあります。**逆流性食道炎**とは、塩酸を含む弱酸性の胃内容物の慢性的な逆流により発症するものです。食道は**扁平上皮**で覆われており、扁平上皮は本来、酸やアルカリなどの化学刺激にも強いものですが、慢性的に逆流が持続すると、より酸に対して強い上皮、つまり胃粘膜に化生します。このような状態を**バレット食道**といいます。食道癌の大部分は扁平上皮癌ですが、バレット食道からは腺癌が発生します。他の食道癌は喫煙や熱い食事との関係が深く、固形物が飲み込みにくくなる食物の通過障害をきたします。食道は気管や肺、心臓と隣接しているので、食道癌は予後の悪い悪性腫瘍の一つですが、発見できる例が増えています。ただし、食道癌の場合、厳密にいえば粘膜上皮内に限局してリンパ節転移もないものを早期食道癌といい、胃癌では早期癌に相当する粘膜下層まで浸潤したものは表在癌として区別します。

感染性食道炎と化学性食道炎

　感染性食道炎とは、AIDS（P.60参照）など宿主の免疫が低下した状態にかかるもので、関連の深いウイルスには**カンジダ**、**サイトメガロウイルス**、**単純ヘルペス**などがあります。また**化学性食道炎**とは、薬物の誤飲により発症する食道炎のことを指します。強酸、強アルカリともに食道炎の原因となりますが、アルカリ誤飲の方が胃での嘔吐反射により食道を往復するため、重症化しやすくなります。

 試験に出る語句

バレット食道
食道下端にできることが多い。胃粘膜に類似した腺上皮である。食道腺癌の発生母地となる。

 キーワード

鑑別診断
症状を引き起こす疾患を絞り込むために行なう診断。可能性がある複数の病気を比較しながら、合理的に特定すること。

**ヒステリー球
（咽喉頭異常感症）**
主にストレスや葛藤といった自律神経のバランスの崩れが原因となり、喉の違和感・異物感・詰まり感が生じる疾患。水が飲み込めないと訴えるのが特徴。

縦隔臓器
肺が収納されている左右胸腔の間の部分を縦隔といい、心臓や気管などの重要な構造とともに食道はここを貫いている。したがって、進行した食道癌はこれら縦隔臓器を破壊するので、予後が悪く、また手術も難しい。

バレット食道から食道腺癌を発生するリスク

第3章 消化器のしくみと病気

食道と胃		状態
a 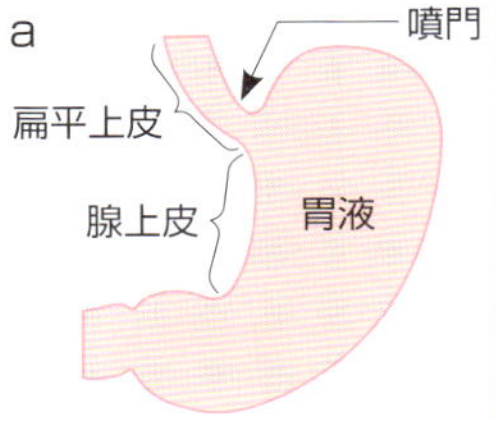	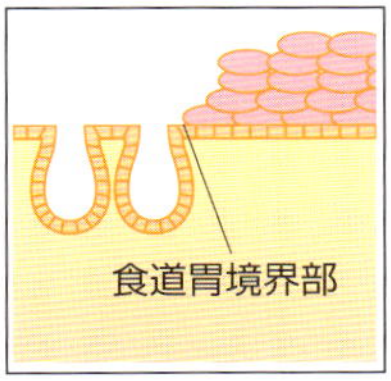 噴門 / 扁平上皮 / 腺上皮 / 胃液 / 食道胃境界部	【正常】 • 噴門が胃液の逆流を阻止する
b 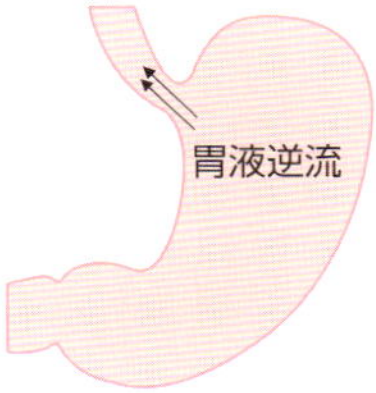	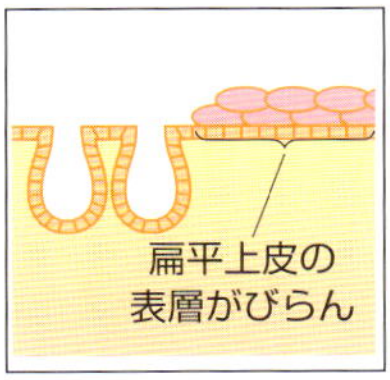 胃液逆流 / 扁平上皮の表層がびらん	【逆流性食道炎】 • 胃液が逆流する • 扁平上皮の表層がびらん
c 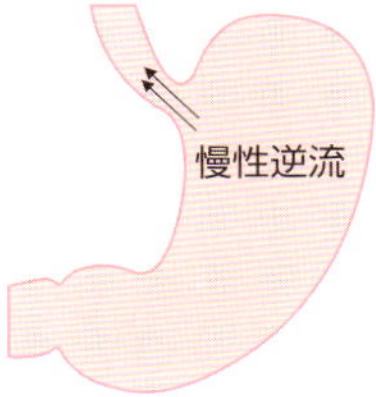	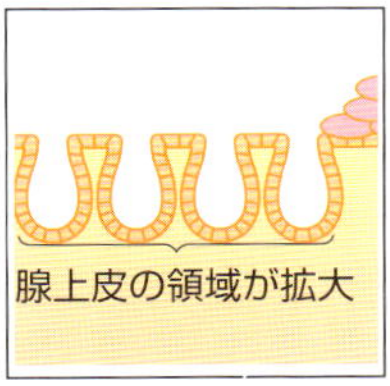 慢性逆流 / 腺上皮の領域が拡大	【バレット食道】 • 胃液が慢性的に逆流する • 腺上皮の領域が拡大する
d 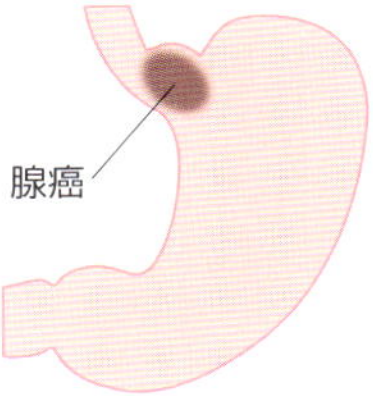	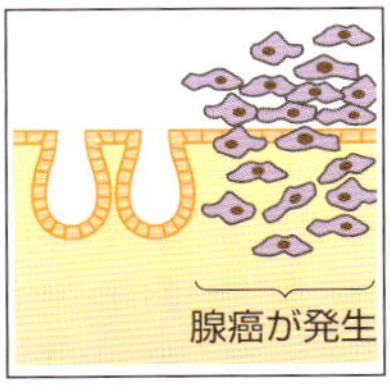 腺癌 / 腺癌が発生	【食道腺癌】 • 腺癌が発生する

Column

ヒステリー球について

　水分も喉を通らないと訴える患者の鑑別診断においては、ヒステリー球も見られます。ヒステリー球とは、主にストレスや葛藤によって喉の違和感・異物感などを覚える疾患で、「固形物が入らない」あるいはがんそのものから受けるストレスが、喉（食道）という器質的な症状に転化されたものです。

消化器

潰瘍性大腸炎とクローン病

POINT
- ◆炎症性大腸疾患には潰瘍性大腸炎とクローン病がある。
- ◆潰瘍性大腸炎は連続する、クローン病は分節状のスキップ病変。
- ◆クローン病は病変が固有筋層より深くまで及ぶ。

潰瘍性大腸炎の病態

炎症性大腸疾患（IBD）は、潰瘍性大腸炎とクローン病の2つに大きく分類できます。これらは、慢性的に炎症が起こる大腸炎で、原因は不明とされています。潰瘍性大腸炎の病態としては、下痢や血便（粘血便）、腹痛がまず特徴として挙げられ、症状が悪化すると貧血や体重減少なども見られます。また、内視鏡では、粘膜の地図上びらん（不規則な形）が見られます。

潰瘍性大腸炎は肛門側から連続する病変であり、炎症は粘膜下層までにとどまります。罹患しやすい年齢層は二峰性の分布を示し、若年者と高齢者の2極に分かれます。

若年者に多いクローン病

一方、潰瘍性大腸炎と比較されることが多いクローン病ですが、潰瘍性大腸炎との違いはまず発症年齢にあります。クローン病は若年層に多く見られる疾患で、20代で最も多く発症しているのが特徴です。その症状には下痢や腸痛のほか、発熱も見られます。内視鏡で観察すると、粘膜は玉石状で縦走潰瘍が見られるのが特徴です。病変は回盲部にでき、正常部が介在して分節状のスキップ病変となって、炎症は固有筋層より深くにまで及びます。そのため消化管の変性や癒着、狭窄、小肉芽腫を形成します。潰瘍性大腸炎とクローン病はとてもよく似た疾患で、まとめて炎症性大腸疾患と呼ばれています。どちらも治癒が困難とされている難病ですが、食生活の欧米化に伴い増加した疾患でもあるため、食生活の改善が予防に役立つとされています。

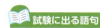 試験に出る語句

炎症性大腸疾患
原因不明の潰瘍性大腸炎及びクローン病の2つを指す。

キーワード

縦走潰瘍
大腸消化管の縦方向に沿ってできる潰瘍のこと。

 メモ

他の大腸炎との違い
大腸には他にも細菌感染や虚血による炎症が起こるが、潰瘍性大腸炎やクローン病では粘膜上皮の腺管自体が炎症で破壊されて減少する。他の大腸炎では見られない所見である。

炎症性大腸疾患とは

炎症性大腸疾患は、潰瘍性大腸炎とクローン病の2つに大きく分かれる。症状の強い活動期と緩い寛解期があるなど、非常によく似た症状だが、それぞれの特徴は下記の通り。

■潰瘍性大腸炎（UC）

大腸に起こる。肛門側から連続して病変が起こるのが大きな特徴。粘膜に炎症が起きる原因不明の疾患。

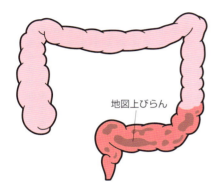

■クローン病（CD）

消化管の至るところで区域的に炎症が起き、正常部が介在するスキップ病変。潰瘍や肉芽腫形成に至る原因不明の疾患。

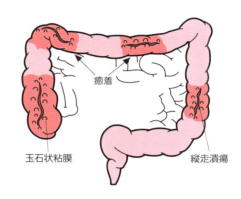

炎症の深度

炎症細胞は粘膜下層までにとどまり、粘膜は脱落する。

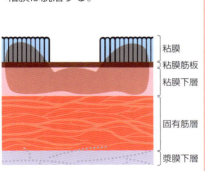

炎症の深度

炎症細胞は固有筋層を破壊して深部に浸潤したときに消化管穿孔を引き起こす。

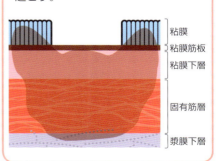

消化器

ウイルス性肝炎、肝硬変、肝細胞癌

POINT
- A型は経口感染をし、B型・C型は血液感染をする。
- 慢性化するのはC型肝炎である。
- 門脈圧亢進により食道静脈瘤を発症する。

肝炎の分類と経過

　肝炎の原因のほとんどはウイルスです。主な**ウイルス性肝炎**にはA型・B型・C型の3種類があります。**A型肝炎**は経口感染をし、慢性化することはありません。**B型肝炎**は血液感染をし、母子感染により慢性化することがあります。**C型肝炎**も血液感染をし、高確率で慢性化します。**急性肝炎**を発症すると、まず黄疸や感冒様症状（くしゃみ、鼻水、発熱、倦怠感など）が現れます。その後、C型が大部分を占めますが、**慢性肝炎**へと移行し、数年から十数年かけて肝硬変へと変わり、さらに経過すると**肝細胞癌**が発生します。

肝炎の慢性化により発症する肝硬変と肝細胞癌

　肝硬変は、通常は慢性肝炎に引き続いて起こるものを指します。これは肝細胞の破壊と再生の反復により、**肝小葉**構造が線維化を伴って不可逆的に変形した状態をいいます（**偽小葉**）。ウイルスに感染した肝細胞はグリソン鞘の周囲を中心に破壊され、再生されるときに線維化を伴うので肝硬変に移行するのです。肝硬変を発症すると肝小葉内の血液の流れが悪くなって、特に門脈の血管抵抗が上昇します（**門脈圧亢進症**）。すると肝に流入できなくなった門脈血が食道や直腸や腹壁に迂回し、食道静脈瘤や痔の悪化、腹壁静脈の怒張という症状が現れ、中でも食道静脈瘤の破裂が肝硬変の主要な死因の一つとなっています。なお**肝細胞癌**は、慢性肝炎から肝硬変、さらに肝細胞癌という経過をとって長い年月をかけて発症するのが特徴です。

 試験に出る語句

肝小葉
肝臓の最小単位のこと。中心静脈・類洞・グリソン鞘より構成される。

 キーワード

門脈
毛細血管から毛細血管へとつなぐ血管を門脈という。門脈には肝門脈と下垂体門脈がある。肝門脈は、消化管で吸収した物質を肝臓に運ぶ役割がある。

 メモ

腹壁
臍の周囲のこと。門脈血は迂回路を通って肝臓を経ず心臓に戻るため、腹壁静脈の怒張は、胎生期の静脈管の周囲の毛細血管を迂回することで起こる。

他の肝炎ウイルス
A型、B型、C型のほかにB型肝炎ウイルスとともに感染するD型、生ブタ肉で経口感染するE型がある。

グリソン鞘と肝小葉

■ グリソン鞘 ■

肝動脈、肝門脈、胆管の3本が集合してグリソン鞘を形成し、肝内に分布する。

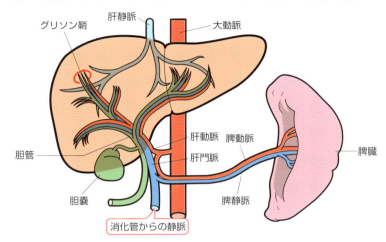

■ 肝小葉 ■

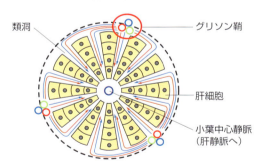

Column

肝小葉内の血液の流れ

　肝底面の肝門部から肝に入った肝動脈血と肝門脈血はグリソン鞘に沿って分岐しながら肝小葉周辺から流れ込み、類洞を通って小葉中心静脈へ向かいます。これはちょうど東京やパリのように放射状に幹線道路が走る大都市のようなもので、放射状の血管周囲から中心に流れ込む血液はただでさえ渋滞しやすいのです。肝硬変で小葉構造が変形すると、その渋滞がさらにひどくなり、特に門脈血はなかなか肝小葉に入れなくなって門脈圧亢進症を引き起こします。

消化器

大腸癌

POINT
- ◆ 大腸癌は食事の西欧化に伴って増加している。
- ◆ 大腸癌は良性の腺腫から発生するものも多い。
- ◆ 大腸癌は門脈を経て肝臓に血行性転移を起こす。

大腸癌は近年増加している

　大腸癌は肉食中心の食事の西欧化によって、近年日本でも増えてきた悪性腫瘍です。男女合計の死亡数では肺癌に次いで第2位となっており、かつては日本の消化管の癌の代表は胃癌でしたが、今では逆転しています。

　大腸は良性腫瘍である腺腫が多発しますが、この腺腫の一部が悪性腫瘍の腺癌になって浸潤を始める症例が多く見られます。良性腺腫はほとんどすべてが**ポリープ**として発生し、中にはAPC遺伝子の変異によって大腸に腺腫性のポリープが無数に発生する**家族性大腸腺腫症**という遺伝性疾患があり、常染色体優性遺伝をします。

　大腸癌も胃癌と同様、浸潤が粘膜下層までに限局するものを早期癌と分類しますが、早期大腸癌のほとんどは腺腫性ポリープの中にあって、良性腺腫の中に悪性の腺癌が存在する**腺腫内腺癌**の形を示します。また、進行癌も胃癌と同じ**ボルマン分類**にしたがって分類しますが、大腸癌では限局潰瘍型のⅡ型が多く、また組織型は高分化型が多くなっています。

大腸癌は肝に転移しやすい

　大腸癌は肝転移を起こしやすいですが、これは大腸を含めて消化管から流出する静脈血が肝門脈となって肝臓に向かうからです。血管の上流に原発巣を持つ悪性腫瘍が下流へ転移する典型といえますが、直腸下部の静脈血は門脈に流入しないため、肛門に近い直腸原発の大腸癌は最初に肺や脳に転移することが知られています。

試験に出る語句

家族性大腸腺腫症
常染色体優性遺伝を示す遺伝疾患で、原因は第5番染色体上にあるAPC遺伝子の変異である。時として正常粘膜が見えないくらいびっしりと腺腫性ポリープが密集して発生することもあり、それらが癌化して大腸癌が発生するリスクが高い。

キーワード

ポリープ
明確な定義はないが、主として上皮性の組織が隆起した病変一般を総称する。原因としては腫瘍、炎症、過形成などによるものが多い。

メモ

西欧型の食事と大腸癌
食物繊維に乏しい欧米型の食事では糞便が大腸内に長期滞留しやすく、粘膜への刺激が発がんを促すと考えられている。

多段階発がん
大腸癌はDNAに変異が起こり、前がん病変（腺腫）となり、悪性化して浸潤していくという多段階発がんモデルを説明するものの一つである。

大腸癌の発生

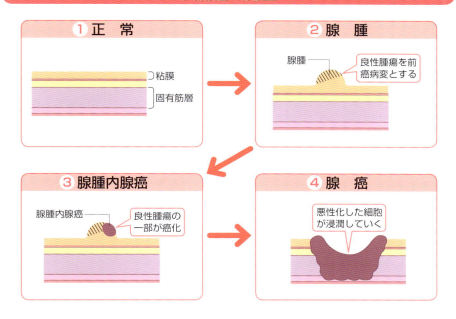

大腸癌の血行性転移

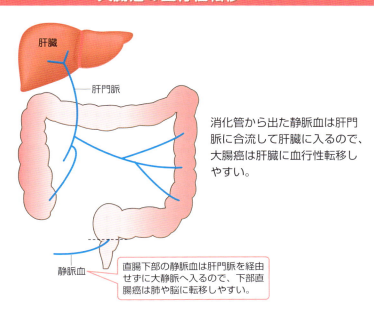

消化器

膵や胆道の疾患

POINT
- ◆ 胆石症には、仙痛発作、発熱、黄疸の症状が出る。
- ◆ 胆石症ではコレステロール結石が増加傾向にある。
- ◆ 膵癌や胆道癌は早期発見が難しい。

早期発見が難しい膵癌

　膵癌は、膵臓の外分泌腺に発症する腫瘍です。膵癌の多くは腺癌であり、予後は不良です。膵臓は「沈黙の臓器」といわれ、初期に症状が出にくいため早期発見が困難とされます。膵臓は**十二指腸**側から**膵頭部**、**膵体部**、**膵尾部**に分かれ、膵癌の半数は膵頭部にできます。膵頭部癌は胆道に浸潤して閉塞性黄疸を起こすので、体部癌や尾部癌よりも早く発見される傾向があります。対して体部・尾部の癌の場合は、体重減少や疼痛などが起こるまで発見されず、見つかったときにはがんが広がった状態であることが多くなっています。また暴飲暴食が原因である膵炎は、膵液が漏出することによって自己消化が起こります。急性と慢性のものがありますが、急性膵炎は膵臓に出血が起こり、急性腹症を生じ死に至ることもあります。診断の際は**アミラーゼ**の高値が判断材料となります。慢性の膵炎は、慢性のアルコール中毒患者に多いという特徴もあります。

　胆汁は肝臓で合成され、**胆嚢**（たんのう）という袋に蓄えられていますが、これが排出されるときの経路である胆道に結石（胆石）や胆道癌が生じると、胆汁分泌障害が起こります。病変が胆嚢にあると無症であることも多いですが、狭い胆管の腔内に発生すると仙痛発作、発熱、黄疸などの症状を起こします。胆石の場合は胆嚢内にできた結石が胆管内に移動して流出路が詰まったときに症状が出ます。さらに胆管炎による敗血症を併発すると、ショックや意識障害も見られます。胆石症では、**ビリルビン結石**より、**コレステロール結石**が増えています。

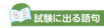 試験に出る語句

アミラーゼ
膵臓の外分泌腺で分泌される膵液である。膵液には他にもリパーゼ、トリプシン、エラスターゼなどがある。

 キーワード

胆石症
典型的な3つの症状を「シャルコーの三主徴」という。また、ショックと意識障害が加わった五徴のことを「レイノルドの五徴」という。

 メモ

ビリルビン結石とコレステロール結石
胆石症は胆汁の構成成分のビリルビンやコレステロールが析出し結石となる。現代では食生活の欧米化によりコレステロール結石が増加傾向にある。

膵臓の構造と膵癌

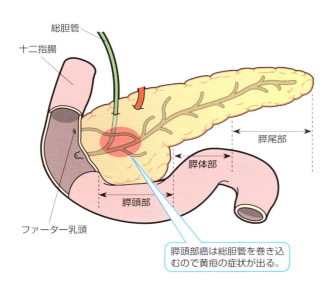

膵癌の特徴

膵臓は、膵頭部、膵体部、膵尾部の3つに分かれる。悪性腫瘍は膵臓癌全体のうち、膵頭部の発症が60％を超える。外分泌系と内分泌系では、外分泌系の癌が9割を超え、中でも上皮から発生する浸潤性の癌が多いのが特徴である。

胆道の構造と胆道癌

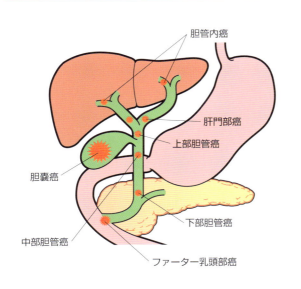

胆道癌の特徴

胆道は肝臓から十二指腸までを通る胆汁の通り道で、途中に胆汁を一時的に蓄える胆嚢がある。胆道は内視鏡が届きにくく検査が難しいうえ、手術も困難である。ただし、ファーター乳頭にできた癌だけは他の部位よりも予後が良好である。

病理学コラム ……………… ③

門脈圧亢進症

　門脈圧亢進症とは、肝硬変時に生じる門脈の血管抵抗上昇のことをいいます。肝硬変では、肝臓の最小単位である小葉が、破壊と再生を繰り返し、小葉構造が変形して門脈血が渋滞していきます。門脈血は消化管のほぼ全長及び脾臓から出てくる静脈血を集めて肝底部の肝門から肝臓に入り、肝静脈とともにグリソン鞘に沿って肝小葉に分布して、類洞を通過して小葉中心静脈に抜けます。その間に、消化管で吸収した栄養の摂取や消化管で発生したアンモニアの解毒、脾臓で発生したビリルビンの処理などを肝細胞が行ないます。しかし、肝小葉の変形によって門脈圧が上昇し、肝臓に流れ込まなくなった門脈血は下記の3つの経路を通って心臓に戻ることになります。

①**食道静脈**…食道の静脈が拡張して食道静脈瘤を形成し、これが破裂すると大量に吐血して死亡することも少なくない。

②**直腸静脈**…直腸静脈が拡張して痔（イボ痔）になる。そのため、肝臓の悪い人の痔が悪化したときは要注意。

③**腹壁静脈**…臍を中心に腹壁の静脈がうねうねと怒張し、「メデューサの頭」という状態になる。メデューサとはペルセウスに退治されたギリシャ神話上の怪物で、頭髪1本1本が恐ろしい毒蛇だったといわれる。静脈がその毒蛇のように見えることからその名前が付けられた。

第4章
循環器のしくみと病気

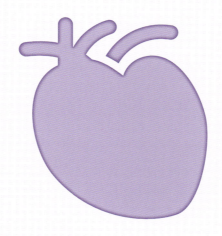

循環のしくみ

- ◆ 心室は心房より心筋が厚い。
- ◆ 房室弁とは僧帽弁と三尖弁のことである。
- ◆ 肺静脈には動脈血が、肺動脈には静脈血が流れる。

心臓の構造と循環のサイクル

　ヒトの**心臓**は、成人の場合は約300gで、握りこぶしの大きさです。左右2つの**心房**と2つの**心室**から成り、右心系は左心系よりも前に位置しています。心房と心室では、心室の方が遠くまで血液を送る必要があるため、**心筋**が厚くなっています。心臓には4つの弁があり、**僧帽弁**と**三尖弁**を**房室弁**、**大動脈弁**と**肺動脈弁**を**半月弁**といいます。これらの弁は血液の逆流を防ぐ役割を担いますが、弁には心筋がなく、あくまで受身の構造です。

　循環系には**体循環**と**肺循環**があります。体循環は、血液が心臓から全身へと流れる循環系で酸素の運搬をします。左心室から動脈系を通って各臓器へ回った後、静脈系を通って右心房へと戻る循環です。一方、肺循環は、心臓から肺に送られ、ガス交換をして戻る循環です。右心室から出た血液は肺動脈を通って肺に行き、肺静脈を通って左心房へ戻ります。体循環と異なり、肺循環は肺静脈では動脈血、肺動脈では静脈血が流れています。

　心臓には**自動能**があり、自律的に収縮する能力を持つ**特殊心筋**で自動調律をし、活動電位を発生しています。この特殊心筋からなる伝導にかかわる部位を総称して**刺激伝導系**といいます。刺激伝導路は、洞結節から始まり、その後房室結節、ヒス束、脚（右脚・左脚）、プルキンエ線維へと伝わります。ペースメーカーとなる洞結節での調律（リズム）は1分間に約70回であり、「健常者の心拍数」とはこのことをいいます。下位の部位にいくにつれ調律は少なくなり、ヒス束では40回くらいになります。

試験に出る語句

心臓弁
僧帽弁は、前尖と後尖の二尖、それ以外の弁は三尖からなる。弁は発生の過程で、心内膜が盛り上がることにより形成される。そのため心筋が含まれていない。

キーワード

肺循環
肺へ向かう肺動脈には、二酸化炭素分圧が高い静脈血が流れ、肺から心臓へ向かう肺静脈には、酸素分圧が高い動脈血が流れる。動脈血とは酸素を多く含む血液のことで、血管名とは関係ない。

メモ

自動能
大多数の心筋は固有心筋であるが、いわば神経に相当する刺激伝導系を形成する心筋を特殊心筋という。自動調律は部位により異なり、上位の調律ほど速くて安定している。

特殊心筋
特殊心筋は自らリズムを刻んで興奮することができ、これに従って他の固有心筋がいっせいに興奮して心拍の調整を形成する。

2つの循環系と心臓のつくり

体循環とは酸素を補給した血液を左心室から全身に送り出すこと、肺循環とは酸素が使われた血液を右心室から肺へ送り出すことをいう。

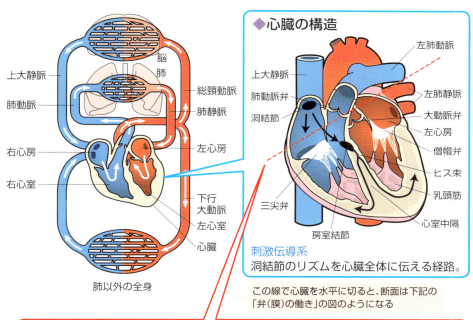

◆心臓の構造

刺激伝導系
洞結節のリズムを心臓全体に伝える経路。

この線で心臓を水平に切ると、断面は下記の「弁（膜）の働き」の図のようになる

◆弁（膜）の働き

4つの弁は上から見下ろすと、肺動脈弁がからだの一番前にあり、その後方に大動脈弁が位置する。半月弁（肺動脈弁と大動脈弁）と房室弁（三尖弁と僧帽弁）が交互に開閉することにより、血液はポンプのように静脈から動脈へと送り出される。

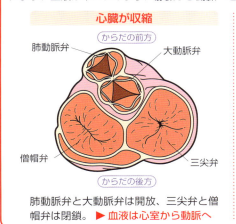

心臓が収縮
肺動脈弁と大動脈弁は開放、三尖弁と僧帽弁は閉鎖。 ▶血液は心室から動脈へ

心臓が拡張
肺動脈弁と大動脈弁は閉鎖、三尖弁と僧帽弁は開放。 ▶血液は心房から心室へ

循環器の主な病気

- ◆ 循環器疾患の主な症状には胸痛・呼吸困難・動悸がある。
- ◆ 急性心筋梗塞や大動脈解離では直ちに処置が必要。
- ◆ 心筋梗塞の傷害部位は心電図で推測できる。

さまざまな疾患と症状の関係

　循環器とは循環に関与する器官のことを指し、**血管系**や**リンパ系**、**心臓**もこれに含まれます。循環器に何らかの原因で障害が起こると、主に胸痛や呼吸困難、動悸といった症状が現れます。胸痛があるときは緊急性の高い疾患である場合が多く、主なものに**狭心症**、**急性心筋梗塞**、**大動脈弁狭窄症**、**急性心膜炎**、**肥大型心筋症**などがあります。胸痛にも持続時間や性状があり、これらを鑑別することが大切です。また、非循環器系（心臓ではない部位）の胸痛の場合もあるため、鑑別時にはその痛みが心臓か心臓以外であるのか、そして表在的な痛みか深部的な痛みかを見ていきます。胸痛の中でも、特に**急性心筋梗塞**、**大動脈解離**、**肺塞栓症**は緊急性を伴うため、見逃さないように注意が必要です。呼吸困難を伴うときは、循環器では**肺うっ血**が主な原因となります。また、動悸は心拍数の増加や不整脈が原因で現れることがあります。さまざまな心疾患で心機能が低下することを心不全といいますが、心不全の重症度判定にはNYHA分類が使われます。

循環器疾患の代表的な検査

　循環器疾患を疑う症状がある場合、非侵襲的な循環器疾患のスクリーニング検査である「**標準12誘導心電図**」が有効です。心電図を検査することで、心臓の不整脈や心筋梗塞など心筋の異常を区別でき、次の検査や治療に進むことができます。心筋梗塞の場合には冠動脈のどの部位に傷害があるかについても、大まかに区別できます。

試験に出る語句

大動脈弁狭窄症
大動脈弁の狭窄により、左心室から大動脈への駆出障害を来す疾患のこと。息切れや胸痛、失神発作を伴うこともある。心電図で左室肥大を認め、心エコー検査で確定診断をする。重症度が高ければ大動脈弁置換術を行なう。

キーワード

NYHA（ニーハ分類）
心不全の重症度分類。Ⅰ度からⅣ度に分類される。問診により分類し薬物治療の際の目安となる。しかし、定量的ではないため客観的に判定しにくい。

メモ

標準12誘導心電図
循環器疾患を疑う場合は高頻度で検査をする。不整脈をはじめ、虚血性心疾患や肥大等を判断できるためスクリーニングに役立つ。

標準12誘導心電図（心電図）

心筋細胞が興奮して収縮する際、微細な電流が発生するが、これを心電計で記録したものを心電図という。苦痛はなく、循環器系では必ず最初に行なわれる検査。下図のように、全部で10カ所に電極を装着する。

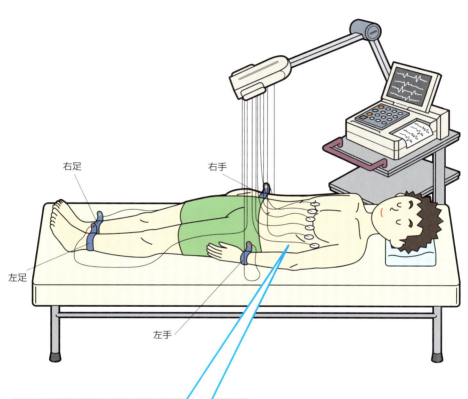

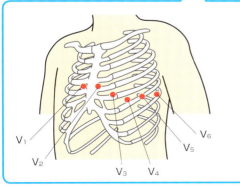

両手足首の計4カ所と、胸部に6カ所、電極を装着する。正しい位置を探すのが難しいのはV_4で、この第4肋間を探す場合、胸骨の上にある胸骨角（胸骨の突起部分）が第2肋間と並行していることから、これを目安にすると分かりやすい。

循環障害

◆ 主な血流の障害には充血・虚血・うっ血・出血がある。
◆ うっ血とは静脈血流出の減少した状態のことを指す。
◆ 浮腫とは組織間に水分が貯留することをいう。

循環障害は血液の流れが障害された状態

　末梢で血液の流れが障害された状態を**循環障害**といいます。血管系は、動脈・静脈・毛細血管から成ります。**動脈**は心臓から全身へと送り出す血管のこと、**静脈**は全身の組織から心臓へと戻ってくる血管のことですが、循環障害は主に動脈や静脈の血液の流れに増減があることが原因で引き起こされます。末梢組織に対する動脈血流入が増加することを**充血**と呼び、運動後や羞恥で顔を赤らめる精神的な原因による生理的充血から、炎症などの病的な充血までさまざまなものがあります。充血とは対照的に、動脈血流入の減少または途絶えた状態を**虚血**といい、動脈の閉塞や狭窄により引き起こされ、時間の経過とともに末梢組織は変性から壊死へと移行します。次に、静脈血流出が減少した状態を**うっ血**といい、圧迫や静脈弁異常、心不全により起こります。なお、**出血**には血管壁の連続性破綻による**破綻性出血**と、血管内皮の間隙から血液が漏れる**漏出性出血**の2種類があります。動脈の出血では末梢は虚血になっています。また、むくみのことは**浮腫**といいます。浮腫とは、血管内と組織間の体液のバランスが崩れて、組織間に水分が貯留することです。その原因には、心性のものや血清浸透圧低下による肝性、腎性のものがあります。加えて、腹腔、胸腔に水分が貯留した状態は腹水、胸水となります。

　最後に、虚血により末梢組織が壊死することを**梗塞**といい、**終動脈**で起こりやすいものです。白色梗塞と赤色梗塞があり、貧血性梗塞である白色梗塞は、心臓・脾臓・腎臓で起こり、出血性梗塞である赤色梗塞は肺で起こります。

試験に出る語句

壊死
細胞の死のこと。一旦壊死状態になると元の状態には戻らない不可逆的な反応。

キーワード

血清浸透圧低下
肝臓では血清たんぱくのアルブミンの産生の低下により、血清浸透圧が低下する。腎臓では血清アルブミンの尿中排泄増加により、血清浸透圧が低下する。よって組織に水分が貯留し浮腫に至る。

メモ

終動脈
枝分かれした後は吻合のない動脈のことをいう。脳や心臓など、互いに動脈管の吻合のない動脈のこと。

血液の循環障害

血管には動脈と静脈があり、血液は、心臓から送り出されるときには動脈を通り、戻って来るときには静脈を通る。主な循環障害である充血、虚血、うっ血のメカニズムは以下の通り。

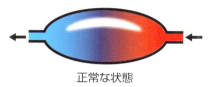

正常な状態

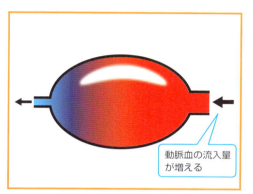

動脈血の流入量が増える

◆充血

動脈血の流入量が増えて静脈血は変わらない状態。組織は赤く腫れて、熱を帯びることもある。

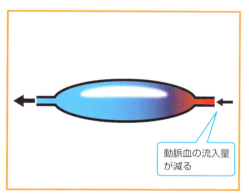

動脈血の流入量が減る

◆虚血

動脈血の流入が減った状態。全身に酸素や栄養分が届きにくい状態。

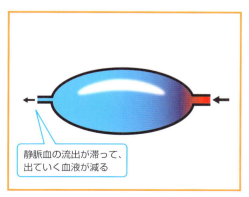

静脈血の流出が滞って、出ていく血液が減る

◆うっ血

静脈血の流出が滞る状態。出て行く血液が減るので、体内に血液がたまりやすくなる。浮腫の原因にも。

ショック

- ショックとは循環血液量が不十分で循環不全に陥ることをいう。
- DICとは血栓形成と出血傾向を示す病態をいう。
- アナフィラキシーショックはⅠ型アレルギーによるものである。

循環不全に陥る致命的な状態

　ショックとは全身の循環血液量が不十分な状態をいい、循環不全に陥ることです。血液の流れが障害された状態を**循環障害**といいますが、その中でも最も重症な状態を指します。初期では、心拍数が増加し、循環血液量を保とうとする**代償機構**が働きますが、徐々に血圧が低下していき、進行すると死に至ります。循環不全になると、壊死や出血の症状が出始め、その後に微小な血栓を形成します。このメカニズムは、凝固因子の第XII因子と血小板が活性化することで組織が修復します。そして、血小板とフィブリノゲンの消費が亢進していき、結果として不足した状態となります。そのため出血傾向がさらに増大し、坂道を転げ落ちるように状態が悪化します。このような状態を総称して、**DIC**（**播種性血管内凝固**）と呼びます。

ショックの分類

　ショックは、原因によって分類する方法があります。心臓のポンプ作用の低下による**心原性ショック**、外傷や出血による**低血流性ショック**、細菌毒素による**敗血症性ショック**、Ⅰ型アレルギーによる**アナフィラキシーショック**、精神的なものによる**神経原性ショック**があります。

　ショックの病態は非常に複雑で分かりにくいのですが、大別すると出血などで血液が減少するか、血液がからだの一部に偏在してしまうことで重要な臓器に血液が回らなくなる、または心臓がさまざまな原因でポンプとしての機能を失って全身に血液を送り出せなくなることといえます。

 試験に出る語句

DIC
播種性血管内凝固症候群。ショック以外にも感染症や悪性腫瘍が原因で起こることもある。病理学的には腎臓や肺に微小血栓が見られ、皮膚や消化管には点状出血・斑状出血が見られる。

🔒 キーワード

敗血症性ショック
細菌、特にグラム陰性桿菌の毒素エンドトキシンにより起こるショック。エンドトキシンショックともいう。

アナフィラキシーショック
Ⅰ型アレルギー（P.146参照）でヒスタミンが放出されると、血管壁の透過性が亢進して血漿成分が血管外へ漏出してしまい、重要臓器への血流が減少する。

原因によるショックの分類

低血量であれば輸血、心原性であれば心臓への対応など、ショックの原因を突き止めることが、早期の適切な治療に役立つ。

ショックの機序	原因疾患	特徴
血液分布異常性ショック（血液の偏在）	● 感染症 ● 感染症アナフィラキシーショック ● 神経原性ショック	細菌が持つ毒素やアレルゲンのほか自律神経失調症などの精神的なものが原因
血液の減少	● 出血性ショック ● 体液喪失性ショック	大量出血や脱水などによる循環血液量の減少
心原性ショック（心臓自体の疾患）	● 心筋性（心筋梗塞、拡張型心筋性） ● 機械性（僧帽弁閉鎖不全症、心室瘤、心室中隔欠損症、大動脈弁狭窄症） ● 不整脈	心臓のポンプ機能低下による循環血液の減少
心外閉塞・拘束性ショック（心臓に対する外からの圧迫）	● 心タンポナーデ ● 収縮性心膜炎 ● 重症肺塞栓性 ● 緊張性気胸	疾患が原因で血圧調整システムに異常が起こる

ショックによるさまざまな身体症状

倒れている人を見たとき、素手で皮膚を触ってみて温かく乾燥している場合は、血液循環が末梢でも保たれていることなので、ショックの可能性は少ない。

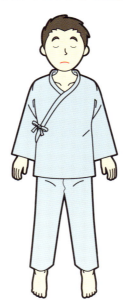

脳
意識喪失、頭痛、脳浮腫、振戦、錯乱、視力減退、目まい、筋痙れんなど

肺
低酸素血症、肺浮腫、血管の透過性亢進、血管透過性調節機能障害、水腫、肺胞界面活性物質減少、浅速呼吸など

肝臓
肝臓肥大、肺静脈圧上昇、エネルギー代謝低下、肺血流量減少、肝低酸素血症、肝酵素上昇、耐糖能不良、凝固因子低下、解毒作業低下

胃・腸
胃粘膜血流低下、粘液分泌低下、胃酸分泌増加、腹痛、急性潰瘍、pH低下

心臓
血圧低下、心筋障害、血流減少、高炭酸ガス血症（アシドーシス）、組織血流量低下、頻脈、冠血流減少、静脈還流減少、狭心症、肺性心、右心不全、心筋梗塞など

腎臓
低酸素血症、糸球体ろ過減少、尿細管機能低下、尿量低下、尿たんぱく、腎血流低下、浮腫など

血液
血小板減少、出血傾向、血液凝固など

皮膚
寒冷、湿潤

狭心症

- ◆ 労作性狭心症は心電図で ST 低下が見られる。
- ◆ 夜間から早朝に発作が起こるのは異型狭心症である。
- ◆ 診断にはトレッドミル運動負荷検査が有効である。

狭心症は一過性の虚血性心疾患である

　虚血性心疾患とは冠動脈の虚血による心筋障害のことをいいます。その中でも、心筋へ送られる血液が一過性に不足することにより発作が起こるものを**狭心症**といいます。特に安静時に症状がなく、走るなどの動作で胸痛や動悸、息苦しさなどの症状が出るものを**労作性狭心症**と呼びます。狭心症は、相対的に動脈血不足により起こるものであり、労作性狭心症は、運動や興奮で心筋の酸素需要量が相対的に増加することが原因で起こります。特徴として、運動負荷検査後に心電図でST低下が見られます。発作時には、**ニトログリセリン**を内服することで対処をしますが、狭心症には労作性狭心症のほかにも、**不安定狭心症**や**異型狭心症**などいくつかの種類があります。不安定狭心症とは、心筋梗塞が切迫した状態であるため、急に発作回数が増加してきた場合に疑われ、何らかの器質的変化がある可能性があります。異型狭心症とは、副交感神経の緊張による冠動脈の機能的収縮が引き起こすもので、夜間から早朝にかけて発作が起こり、心電図ではST上昇が見られます。

労作性狭心症の代表的な検査

　不安定狭心症や異型狭心症を疑う場合は禁忌ですが、一般的な労作性狭心症の疑いがあるときの診断では、軽い運動により酸素需要量を増加させて心臓に負荷をかけ、胸痛や動悸などの症状が現れるかを診ると同時に、心電図の変化があるかを診る**運動負荷検査**が有効です。**トレッドミル検査**が負荷検査の主体として行なわれています。

ST 低下
心電図の ST 部分は虚血の有無を反映する。通常 ST は基線に一致するが、虚血があると著しく低下する。

ニトログリセリン
狭心症に最もよく用いられる薬。舌下投与をする。冠動脈拡張作用がある。

トレッドミル検査
運動負荷検査の一つ。他にもマスター2階段、エルゴメーター負荷検査がある。トレッドミル負荷検査はベルトコンベアの上を運動することで負荷をかけ、心電図と血圧の変化を観察していく。

狭心症の種類

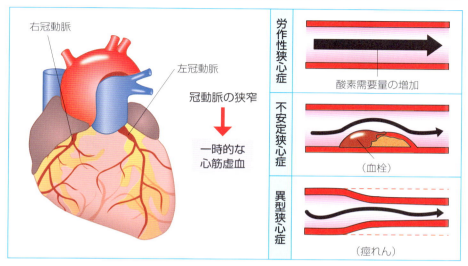

労作性狭心症は、痛みが数分続くが、安静にしていると楽になる。一方、不安定狭心症は、安静時や寝ていても痛みが起こる狭心症で、血管内に血栓ができている。異型心筋症は、動脈硬化はそれほど進まないが、冠動脈の痙れん性の収縮による血流不足で起こる狭心症のことをいう。

運動負荷心電図法

労作時の心電図変化を見るためには、運動負荷心電図法、薬物負荷などの方法がある。薬物負荷は、運動負荷が心体的な理由で困難な患者に実施する。不安定狭心症や急性心筋梗塞が疑われる場合や不安定な不整脈などの患者には避ける。

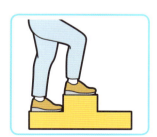

マスター2階段試験
2段の階段を一定時間昇降するテスト。テスト前後の心電図を比較して、ST値の変化の有無を確認する。

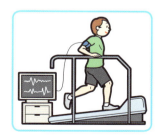

トレッドミル
速度や斜度が設定できるベルト上を歩行する。負荷前後はもちろん、運動中の心電図、血圧もチェックできる。

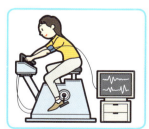

エルゴメーター
自転車エルゴメーター。ペダルに一定の抵抗を加えて漕ぐ。トレッドミル同様、心電図、血圧がチェックできる。

心筋梗塞

- 冠動脈の血流の減少により心筋細胞が壊死に陥る状態。
- 急性期は心電図がポイントとなる。
- 胸痛のみならず、肩や背中の痛みなど症状はさまざまである。

心筋梗塞の病態

　心筋梗塞とは冠動脈が詰まり、心筋細胞が壊死に陥った状態のことです。心臓には左冠動脈前下行枝、回旋枝、右冠動脈の3つの主要な冠動脈があります。これらはそれぞれが支配する心臓の部位が異なります。前下行枝は前壁中隔を支配、回旋枝は側壁と後壁、右冠動脈は右室と下壁を支配しています。壊死した心筋は組織でカリウムを消失し、細胞膜のナトリウム、カリウムのチャンネルも消失します。そのため心筋は活動電位が出せなくなります。また、筋肉中に多く含まれるクレアチンキナーゼ（CPK）が、細胞の壊死により血液中へ流れ出て高い値を示します。また、心筋特異的マーカーであるH-FABPというたんぱく質やBNPやトロポニンTも上昇します。胸痛だけでなく、肩や背中の痛みや嘔吐を伴うこともあります。

心電図の経時的変化

　急性期にはT波が増高し、その後発作が起きているときにはSTが上昇します。2～3時間後には異常Q波が出現し、数日後には冠性T波が現れます。異常Q波は、心筋梗塞後に残ることが多いとされます。時間の経過とともに心電図上に変化が現れるため、心筋梗塞の確定ができないときには、時間をおいて心電図を取り直す必要があります。

　心電図12誘導のうち、変化のある誘導を見ることで大まかな梗塞部位が読み取れます。変化のある誘導がV_1～V_4では前壁なので前下行枝。Ⅰ、aVL、V_5、V_6は側壁で回旋枝。Ⅱ、Ⅲ、aVFは下壁で右冠動脈となります。

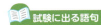

トロポニンT
トロポニンは、筋収縮機能を調節している物質で、心筋、黄紋筋の収縮調節をつかさどるたんぱく質である。心筋トロポニンTは健常者では上昇しないため、わずかな心筋障害でも検出することができる。ただし、超急性期には上昇しないことが多い。

冠動脈
心臓へ栄養を送る血管。冠動脈は心外膜側から心内膜側へ拡張期に流れる。AHA（アメリカ心臓協会）は冠動脈を15の区画に分けている。

細胞膜
心筋は細胞膜の外側には多くのナトリウムを、内側にはカリウムを持ちマイナスで帯電している（静止膜電位）。カリウムがチャンネルを抜け外側へ出ると細胞内がプラスになる（脱分極）。心電図ではこの電荷のやりとりを見ている。

BNP
脳性ナトリウム利尿ポリペプチド。心臓に負担がかかると心臓から血液中に分泌されるホルモンの一種。

3つの冠動脈

冠動脈は心臓に血液を供給する血管のこと。以下の通り、3つの冠動脈がある。

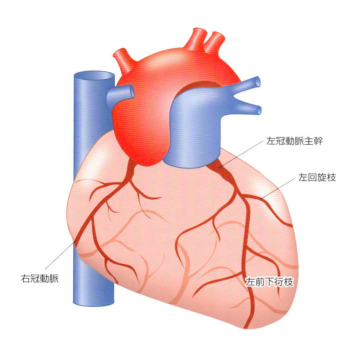

主要動脈は、左冠動脈と右冠動脈の2本。左冠動脈は、左前下行枝、左回旋枝のさらに2つに分かれる。

◆心筋梗塞時の心電図波形の変化

心電図の波形には、下記のような特徴的な変化が見られる。

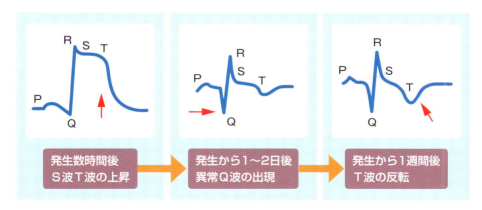

循環器

心筋症

POINT
- 拡張型心筋症は合併症を引き起こし、予後が悪い。
- 肥大型心筋症は突然死の原因となることがある。
- 左室流出路の狭窄がある肥大型心筋症を閉塞性肥大型心筋症と呼ぶ。

原因不明の原発性心筋疾患

　心筋症は**突発性心筋症**と**特定心筋症**の2つに大きく分けられます。心機能障害を伴う突発性心筋症には、**拡張型心筋症**や**肥大型心筋症**があります。突発性心筋症は一般的に原因不明の心筋疾患を指し、推定原因としては、**ジストロフィン**の異常やウイルス感染、自己免疫疾患などの説があります。拡張型心筋症とは、心筋層が伸び切って心内腔の拡張が著しい病態で、収縮力障害を起こします。患者は動悸や呼吸困難を訴え、交互脈が見られます。予後は不良であり、さまざまな合併症を来します。収縮機能が低下するため、うっ血となり**心内血栓**が見られたり、**僧帽弁閉鎖不全症**や**三尖弁閉鎖不全症**が引き起こされたりします。また、**心房細動**や**左脚ブロック**も現れます。

　一方、心筋の肥大により発症する肥大型心筋症は一般的に予後が良好とされますが、左室流出路の心筋肥大では、運動時に急死することがあるため、激しい運動の禁止が必要です。左室流出路の狭窄が認められる場合を**閉塞性肥大型心筋症**といいます。肥大型心筋症は心エコー図で、非対称性中隔肥大が認められます。この心筋疾患は、突然死を予防することが重要なため、詳細な病歴や検査をし、正しい予防策をすることが求められます。

　心筋症患者の病理組織像の特徴として、心筋細胞の肥大や配列の乱れが見られます。また、間質の線維化や心筋が変性したもの、奇妙な形になった心筋細胞も認められ、肉眼では丸みを帯びた形に変形しています。

試験に出る語句

ジストロフィン
筋細胞の構造を保つ役割を持つたんぱく質複合体の一部。棒のような形状をしており、骨格筋のほか、心筋や平滑筋、神経細胞などに存在する。

キーワード

交互脈
強い脈と弱い脈が交互に繰り返される状態のこと。状態が悪いと、大腿動脈や上腕動脈の触診で分かる。

メモ

さまざまな合併症
形態の変化や収縮機能の低下により、右室が拡大したり、肺高血圧になったりする。また、乳頭筋が引っ張られ、僧帽弁の拡大も起こる。そのため弁膜症も引き起こされる。

バチスタ手術
文芸作品やテレビドラマで有名になったバチスタ手術は、拡張型心筋症などで伸び切った心筋層を縫い縮めて収縮力を回復させる手術である。

心筋症の分類

心筋症の分類には、大きく分けて突発性心筋症と特定心筋症の2つがある。

分類	疾患
突発性心筋症	拡張型心筋症
	肥大型心筋症
	拘束型心筋症
	不整脈源性右室心筋症
	分類不能型心筋症
特定心筋症	虚血性
	弁膜症性
	高血圧性
	全身疾患（自己免疫疾患など）
	筋ジストロフィー
	神経・筋疾患
	中毒性疾患（薬物など）
	アルコール性
	産褥性

拡張型と肥大型の違い

心機能障害を伴う突発性心筋症には、拡張型心筋症や肥大型心筋症などがある。

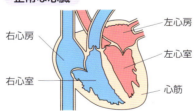

正常な心臓

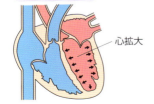

拡張型心筋症

- 心筋層が伸び切り、心内腔拡張が高度に
  → 収縮力障害
- 予後不良

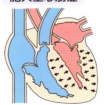

肥大型心筋症

- 心筋の肥大
- 予後良好

循環器

弁膜症

- ◆ 弁膜症の多くは連合弁膜症の形を取る。
- ◆ 高齢化に伴い弁膜症は増加傾向にある。
- ◆ 大動脈弁閉鎖不全症は、心不全を来すと予後不良である。

弁膜症の多くは僧帽弁疾患や大動脈弁疾患

　心臓の弁に障害が起き、血液を循環させる働きが損なわれた状態を**弁膜症**といいます。高齢化に伴い、弁膜症は増加していますが、これは、動脈硬化による弁の石灰化が増えているためと考えられます。弁膜症は、ほとんどが**僧帽弁**と**大動脈弁**の疾患であり、**三尖弁**の疾患はまれです。肺動脈弁疾患は多くが先天性のもので、通常は大動脈弁狭窄症と僧帽弁狭窄症、僧帽弁狭窄症と僧帽弁閉鎖不全症などというように**連合弁膜症**の形を取ります。大動脈弁と僧帽弁は非常に近いため、互いに炎症が波及しやすいのです。

　大動脈弁狭窄症は、大動脈弁口が狭窄することで左心室から大動脈への駆出障害を起こす疾患で、収縮期に駆出性雑音が認められます。加齢に伴う原因が多く、高齢者で増加しており、息切れや狭心痛を訴え、心不全などを起こします。**大動脈弁閉鎖不全症**は、大動脈から左心室内へ血液が逆流する病態で、拡張期に逆流が認められます。動悸や呼吸困難、狭心痛が特徴的で状態が長期に続くと、心機能が低下して心不全を起こします。心不全を一度起こすと、回復が困難で予後不良となります。また**僧帽弁狭窄症**とは、拡張期に左心房から左心室への血液の流入が制限されている状態で、左心房が拡張します。それにより心房細動を引き起こすことがあります。弁膜症は、**リウマチ熱**を原因とするものが多く、**リウマチ性心内膜炎**から引き起こされます。僧帽弁閉鎖不全症もリウマチ性のものがありますが、非リウマチ性の僧帽弁逸脱症が原因のものも増えています。こちらは収縮期に逆流性の雑音が認められます。

試験に出る語句

連合弁膜症
弁膜症が複数弁で生じている状態。それぞれの弁の重症度を正確に評価することが重要である。

キーワード

リウマチ性心内膜炎
A群β溶連菌のMたんぱくに対する抗体が原因で起こる。これが変性した自己の心内膜と抗原抗体反応をすることでリウマチ熱が出る。この感染後、数十年と時間をかけ、弁膜を傷害し、弁膜症を発症させていく。

メモ

高齢化に伴い弁膜症は増加
弁膜症の手術件数も増加しており、弁置換術に用いられる弁には、機械弁と生体弁がある。機械弁は、耐久性はよいが血栓ができやすいという欠点があるため、半永久的に抗凝固療法が必要。それに対し生体弁は、血栓を生じにくいという長所がある。多くは機械弁が用いられている。

弁膜の狭窄と閉鎖不全

弁の役割は、血液の流れが常に一定の方向を保ち、逆流することがないように閉じたり開いたりすること。この弁膜の機能に何らかの障害が出ると、血液が通りにくくなったり、逆流したりしてしまう。主な4つの弁膜症は、下記の通り。

大動脈弁

狭窄

閉鎖不全

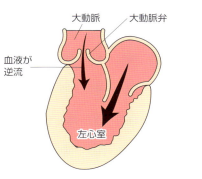

大動脈弁狭窄症。大動脈の弁が十分に開かないため、血液の流れが阻害される。

大動脈弁閉鎖不全症。大動脈の弁がきちんと閉まらなくなり、血液が逆流してしまう。

僧帽弁

狭窄

閉鎖不全

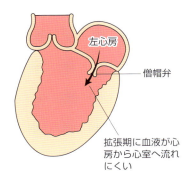
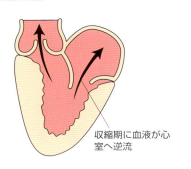

左心房から左心室に血液が流れにくくなり、左心房に負荷がかかり、左心房の拡大や心拍出量の減少を招く。

僧帽弁がうまく閉じないことで左心室から血液が逆流してしまう。リウマチ性のものも多い。

循環器

動脈硬化

POINT
- ◆ 動脈壁の弾力性が失われた状態を動脈硬化という。
- ◆ 動脈は、内膜・中膜・外膜の三層構造でできている。
- ◆ 粥状硬化が進行すると高血圧や動脈瘤を引き起こす可能性がある。

動脈硬化は最も身近な生活習慣病

　動脈硬化とは、動脈壁の弾性が失われた状態のことで、進行すると**狭心症**や**心筋梗塞**、**脳梗塞**や**脳卒中**を引き起こすとても恐ろしい病気です。動脈硬化は年齢を重ねるにつれ進行していきますが、現代では食生活の欧米化や運動不足などにより、若い世代にも広がっています。

　動脈の壁は三層構造になっており、内側から、薄い内皮細胞1層でできている**内膜**、次に弾性線維・平滑筋でできていて伸縮性に富んだ**中膜**と続き、外側に膠原線維でできた**外膜**があります。血管壁は通常、弾力性がありしなやかですが、動脈硬化症では弾力性が低下し、壁の肥厚が認められます。動脈硬化症の代表的なものは**粥状硬化**であり、「動脈硬化」といえば通常このことをいいます。粥状硬化とは、コレステロールなどの脂質が沈着することが引き金となって内膜が線維化して肥厚し、さらに、カルシウムが沈着し石灰化を起こし中膜の弾性線維が減少、弾性板破壊により弾力が失われた状態です。このようなメカニズムにより、高血圧や出血、さらには動脈瘤などの原因になります。その他の動脈硬化症には、中・小動脈の中膜にカルシウムが沈着する**中膜石灰化硬化**や、高血圧に伴う異常な浸透圧亢進により、血清中のたんぱくが内膜に沈着する**細動脈硬化**などがあります。なお、動脈硬化の程度を知る検査として、**ABI検査**が施行されています。これはABIという指標を用いることで血管のしなやかさを計測します。また、同時にPWV（脈波伝播速度）も測定し、血管の硬さを知るのに役立てています。

 試験に出る語句

粥状硬化
脂質代謝異常の結果発症する。初期には内膜に沈着したコレステロールは、マクロファージによって貪食され、それが泡沫細胞となり内膜に集まる。そしてアテローム斑という病変を形成するため、アテローム硬化症とも呼ばれる。

 キーワード

ABI検査
ancle brachial indexの略。足関節上腕比。足首と上腕の血圧の比を出すことで、血管のしなやかさを表す指標。動脈硬化のスクリーニングとして用いられる。

血管壁のつくり

血管壁は、内側から内膜、中膜、外膜に大きく分けられ、常に高い血圧を受けているために厚く、弾力に富んでいる。

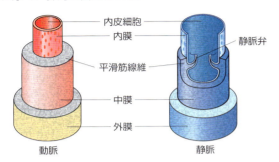

内膜は薄い内皮細胞1層、中膜は内弾性板、弾性線維、平滑筋、外膜は膠原線維から成る。動脈は静脈に比べるとはるかに多量の弾性線維や平滑筋を中膜に含み、心臓の血圧を受け止めている。静脈弁は、心臓からの血液の逆流を防ぐ働きがある。

動脈硬化の種類

動脈硬化で最も多く見られるのが内膜が厚くなる粥状硬化。そのほか、中膜にカルシウムが沈着して石炭化するものを中膜石灰化硬化といい、3層全体がもろくなり破れやすくなるものを細動脈硬化という。

■粥状（アテローム）硬化

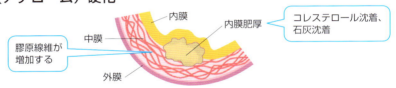

■中膜石灰化（メンケルベルグ）硬化

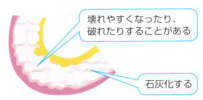

■細動脈硬化

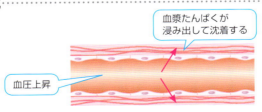

動脈瘤

- ◆ 頻度が高いのは真性動脈瘤である。
- ◆ 動脈瘤の原因として多いのは動脈硬化。
- ◆ 解離性動脈瘤は予後が悪い。

動脈硬化が原因で起こりやすい動脈瘤

　動脈瘤とは、動脈が局所的に拡張したことをいいます。動脈壁は三層構造をしていますが、その構造を保ったまま、囊状、または紡錘状に拡張した動脈瘤を**真性動脈瘤**といい、最も多い原因としては**動脈硬化**が挙げられます。また、他の原因としては炎症性や先天性、外傷性のものがあります。さらに、真性動脈瘤は合併症も引き起こします。動脈瘤ができることで血流の渦ができ、血流凝固へと移行し、血栓が形成され**塞栓**となります。他にも出血などが起こりやすくなるといった点にも注意が必要です。

構造から見た動脈瘤の分類

　動脈瘤をその構造で分類すると、真性動脈瘤のほかに**解離性動脈瘤**や**仮性動脈瘤**があります。解離性動脈瘤とは、血管内膜に裂け目が生じ、空隙に血腫が形成されることにより発生するものです。原因としては、動脈硬化もありますが、解離性動脈瘤の場合は、**弾性線維**のコーティングであるフィブリリン1の異常による、**マルファン症候群**が特徴的です。一方、仮性動脈瘤とは、動脈周囲の出血や血腫により起こる動脈瘤で、動脈壁三層構造の一部分が裂け、漏れた血液が周りの組織を圧迫してこぶになることをいいます。なお、動脈瘤の中で発生頻度が高いのは真性動脈瘤ですが、重症度が高いのは解離性動脈瘤で予後不良です。解離性は、大動脈のほぼ全長においてできることもあり、患者は突然の激痛に襲われます。大動脈瘤や解離が破裂すると大出血となるため、急死する危険性があります。

動脈瘤
脳の動脈瘤は、先天性のものが多い。破綻するとくも膜下出血を引き起こす。また、川崎病では冠動脈の動脈瘤が見られる。

弾性線維
動脈の三層構造のうち、中膜の弾性板と呼ばれる構造を構成している。弾性線維が減少すると弾力が失われ動脈瘤ができやすくなる。

静脈瘤
動脈瘤と似たような言葉だが、実態は全く異なる。静脈には逆流防止の弁があり、静脈瘤は弁の異常により起こる。血液が逆流することで、末梢静脈に血流が貯留して拡張することが原因である。

脳の動脈瘤
動脈壁に血流が直接衝突する部位に動脈硬化が起こると動脈瘤を生じやすい。破綻するとくも膜下出血を引き起こす。

動脈瘤のでき方

動脈瘤とは動脈の局所的拡張のことをいい、下記の3つに分けられる。

■真性動脈瘤

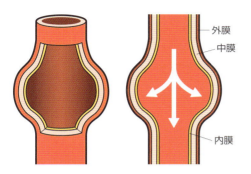

- 動脈壁が3層構造を保ったまま、嚢状または紡錘状に拡張

原因
- 動脈硬化（最も多い）
- 炎症性 ● 先天性 ● 外傷性

合併症
- 血流の渦→血流凝固→血栓形成→塞栓
- 出血

■解離性動脈瘤

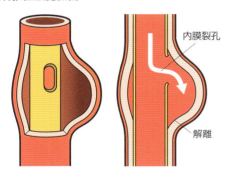

- 内膜が裂けて、空隙に血腫形成

原因
- 動脈硬化
- マルファン症候群………フィブリリン1（弾性線維のコーティング）の異常

■仮性動脈瘤

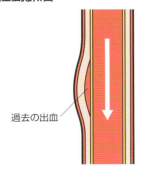

- 漏れた血液が周りの組織を圧迫してこぶになる

原因
- 動脈周囲の出血や血腫で膨れて見える

高血圧症

- 高血圧の大部分は原因不明な本態性高血圧である。
- ホメオスタシスや自律神経の機能が血圧に関係する。
- 明らかな基礎疾患によるものを二次性高血圧症という。

高血圧とは全身の血圧設定値が高めな状態

血圧を表す2つの数値のうち、**収縮期血圧**は心臓が収縮期に大動脈に血液を送り出す圧力、**拡張期血圧**は全身に持続的に加わっている血管抵抗の圧力を表します。高血圧症は、家庭での測定では収縮期血圧が135mmHg以上、かつ拡張期血圧が85mmHg以上を目安とします。

高血圧患者の約95％を占める**本態性高血圧症**は多因子遺伝を示し、明白な基礎疾患もないのに高血圧を示します。遺伝も大きな要因ですが、生活習慣病としての側面も否定できないため、患者の生活指導が治療方針の重要な柱となります。しかし、生活指導だけで十分な効果が得られない場合は、**血圧降下剤**を服用することになります。本態性高血圧症で血圧が上昇するのは、**レニン・アンギオテンシン・アルドステロン系**を中心としたホメオスタシス機能や、交感神経系による緊張状態維持の機能が、他の個体よりも強いためと考えられ、薬物療法としては腎からNaと水の排泄を促進する**利尿剤**や、**交感神経遮断薬**が多く用いられます。

基礎疾患を伴う二次性高血圧症

また、明らかな基礎疾患があるために血圧上昇を示す**二次性高血圧症**があり、最も多いのは腎動脈に狭窄があるために**レニン分泌**が亢進する**腎血管性高血圧症**です。他にも副腎皮質にアルドステロンを分泌する腫瘍がある**原発性アルドステロン症**、同じく副腎皮質の**コルチゾール産生腫瘍**、脳下垂体のACTH産生腫瘍による**クッシング症候群**、副腎髄質からアドレナリンを分泌する**褐色細胞腫**があります。

試験に出る語句

本態性高血圧症
血圧を高く設定する方向に作用する複数の遺伝子座（染色体やゲノムにおける遺伝子の位置）と、高塩分食などの環境因子の競合によって発症する多因子遺伝病である。

キーワード

レニン・アンギオテンシン・アルドステロン系
腎の重要なホメオスタシス維持機能の一つで、腎に流入する血液が減少すると傍糸球体装置からレニンを分泌してアンギオテンシノーゲンを活性化、アンギオテンシンⅠからⅡに変換して、副腎皮質からアルドステロンを分泌させ、これがさらに腎の遠位尿細管でNa再吸収を促進して細胞外液と血漿量を増加させる効果を示す。

メモ

クッシング症候群
なぜ糖質コルチコイドであるコルチゾールの過剰で血圧が上昇するかといえば、コルチゾールにも若干の鉱質コルチコイド作用があるためである。

高血圧症の種類

高血圧症には、遺伝や生活習慣病が関係している本態性高血圧症と、原因疾患から生じる二次性高血圧症がある。

種類	詳細
本態性高血圧症	● 高血圧患者全体の 90 ～ 95%を占める ● 原因不明で基礎療法がなく、遺伝的負荷が大きい
二次性高血圧症	● 血圧を上昇させる明らかな原因がある **(a) 腎血管性高血圧症** ⇒二次性高血圧症患者の約75%を占める ⇒腎動脈狭窄などの糸球体血流量の減少によりレニン・アンギオテンシン・アルドステロン系が活性化している **(b) 内分泌性高血圧症** ⇒血圧上昇させるホルモンの過剰 ①原発性アルドステロン症 ②クッシング症候群 ③褐色細胞腫（副腎髄質腫瘍） **(c) 血管性高血圧症** ⇒大動脈の狭窄により、狭窄部より中枢側の血圧上昇 **(d) 神経性高血圧症** ⇒脳腫瘍などの頭蓋内圧亢進に伴って、頭部への血流を保持する反射のために血圧上昇 **(e) その他** ⇒妊娠中毒症、白衣高血圧（心因性）など

Athletics Column

レニン・アンギオテンシン・アルドステロン系の存在意義

　レニン・アンギオテンシン・アルドステロン系が生体内に存在する意義を考えてみましょう。何億年も昔の太古の海中に誕生した生物は長い時間をかけて乾燥した陸地に上陸しましたが、陸地で最も恐ろしいのは太陽に照らされたり、体温調節のために発汗したりして、からだが干上がることです。そこで陸棲動物は、体内から故郷の海の環境の要素である塩分と水分が逃げないように、精巧なホメオスタシス維持機能を発達させました。体液喪失という事態を腎流入血液量の減少によって感知し、腎臓で塩分と水分の再吸収を促進することで対応するのがレニン・アンギオテンシン・アルドステロン系です。ですから、私たちのからだはどんな暑い日でも多少の脱水状態には持ちこたえられますが、このシステムが限界を超えてもまだ水分や塩分の補給を怠っていると脱水症になります。

　つまりレニン・アンギオテンシン・アルドステロン系は私たちのからだの命綱ともいえますが、その機能が必要以上に強すぎると高血圧のリスクにつながることになります。

病理学コラム

川崎病と冠状動脈瘤

　川崎病とは、4歳以下の小児の原因不明の炎症性疾患のことです。症状には、5日以上続く発熱や眼瞼結膜充血、口唇紅潮や苺舌があります。また、手足の浮腫や皮膚の発疹も認められます。

　これらは非化膿性のリンパ節炎であり、予後は良好だと考えられていましたが、心外膜や心筋、心内膜などに後遺症を残すことが分かりました。特に冠状動脈瘤が形成されると、血流が停滞し、形成された血栓が塞栓となり、心筋梗塞を引き起こすこともあるため、必ずしも予後良好だとはいえない疾患です。

川崎病

急性期
- 4歳以下の小児の原因不明の炎症性疾患
- 5日以上続く発熱
- 眼瞼結膜充血
- 口唇紅潮、苺舌
- 手足の浮腫
- 皮膚の発疹 → 落屑（アカ）
- 非化膿性リンパ節炎

後遺症
- 予後良好と考えられていたが、心外膜、心筋、心内膜などに後遺症
- 特に冠状動脈瘤
　血行停滞 → 血栓形成 → 塞栓 → 心筋梗塞

第5章

代謝・内分泌の しくみと病気

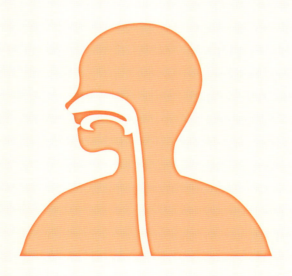

代謝・内分泌

代謝のしくみとその異常

POINT
- ◆ 新陳代謝とは同化と異化の調和である。
- ◆ 酵素たんぱく質の欠損で異常な物質の蓄積が起こる。
- ◆ ホルモンの分泌量の異常は同化と異化の調和を崩す。

生命とは新陳代謝のバランス

代謝とは、からだの中でさまざまな分子や原子を変換させながら生命機能を維持する過程を総称した言葉です。生物は絶え間なく外部から新しく物質を摂取して体内で利用し、古くなった物質を分解して排泄します。これを新陳代謝といいますが、この過程で低分子の物質を高分子に変え、自らのからだの成分に変える化学反応を同化（物質代謝）、高分子の物質を低分子の物質に変える過程でエネルギーを抽出する化学反応を異化（エネルギー代謝）と呼びます。異化で生成したエネルギーで同化が進み、同化で産生された物質が異化に関与するという平衡を保つため、化学反応を触媒する酵素たんぱく質が存在し、その反応を制御するために内分泌のホルモンによる精密な調節が働いています。

代謝のバランスが乱れる原因

代謝の調和が乱される原因はいくつかあります。まず、先天的に酵素たんぱく質が欠損していると、ある物質を正しい順番で次の物質に変換できず、体内に異常な物質の蓄積が起こってさまざまな症状が出てしまいます。これを先天代謝異常といいます。また、これらの酵素たんぱく質の働きを助けるビタミンB群が食事中に欠乏していても正しい代謝が行なわれません。内分泌で血液中に分泌されるホルモンには同化や異化を促進、または抑制して代謝を調節するものが多く、これら内分泌臓器の萎縮や腫瘍によってホルモンが不足したり過剰になったりすると、それぞれのホルモンの作用に従ってさまざまな症状が現れます。

 キーワード

内分泌とエネルギー代謝

生体内のホルモンの多くは自らの役割を果たすために必要なエネルギーを得るために血糖値を上昇させる方向の化学反応を促進する。ただし、唯一インスリンだけが血液中の余分な糖を回収して、消費し切れない分は貯蔵に回し、血糖を低下させる方向の化学反応を促進する。

 メモ

同化と異化

例えばアミノ酸を重合させてたんぱく質を合成するのは同化で、グルコースを二酸化炭素と水まで分解してエネルギーを得るのは異化である。

炭水化物とたんぱく質

炭水化物はエネルギー代謝、たんぱく質はからだの構成成分への同化と単純に考えられがちだが、エネルギー代謝途上の炭水化物にアミノ基を転移することで非必須アミノ酸をつくってたんぱく質合成に利用できる。また、本来はたんぱく質の要素であるアミノ酸からアミノ基を除去することで炭水化物にしてエネルギー代謝に利用することもできる。

新陳代謝の調節

生体内の絶妙な新陳代謝調節のメカニズムを私たちの工業社会に例えれば、電力エネルギーをつくって機械を動かし、さまざまな建造物を建設するようなものである。そのようにして造られた新しい発電所が、またさらなる電力エネルギーを供給する。

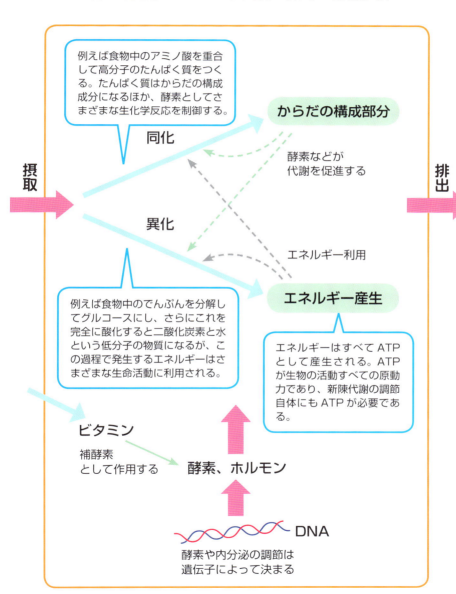

代謝・内分泌

先天性代謝異常症

POINT
- ◆先天性代謝異常症は遺伝子の異常である。
- ◆正常な酵素たんぱく質の欠損により症状が出る。
- ◆先天性代謝異常症は非常に多彩である。

体内物質の数だけ先天性代謝異常症がある

　先天性代謝異常症とは、DNAの突然変異や染色体の微小な欠損などの遺伝的な異常により、生体内の化学反応を触媒する正常な酵素たんぱく質を合成することができず、本来ならば体内に存在しない異常な物質が大量に蓄積することによって症状が出現する一連の疾患の総称です。

　先天性代謝異常にはいくつもの種類があります（右ページ参照）。**アミノ酸代謝異常**の代表的な疾患は**フェニルケトン尿症**です。フェニルアラニンというアミノ酸を化学的に変換していく酵素が欠損するため、血液中のフェニルアラニン値が上昇して精神発達遅滞や毛髪色素の低下などが起こります。他にも**メープルシロップ尿症**や**ホモシスチン尿症**などがありますが、常染色体劣性遺伝をするものが多く、一部の疾患は出生後に**ガスリー法**によるマススクリーニング（先天性代謝異常等検査）が施行され、早期の食事療法が行なわれます。**糖代謝異常**の代表的な疾患はグリコーゲンの貯蔵や利用のための酵素が欠損する**糖原病**や、乳糖の成分であるガラクトースを代謝する酵素が欠損する**ガラクトース血症**です。なおガラクトース血症も、新生児のマススクリーニングの対象です。**脂質代謝異常**の代表的な疾患は、糖と脂質の複合体の一種のグルコセレブロシドの代謝が障害される**ゴーシェ病**、スフィンゴミエリンの代謝が障害される**ニーマン・ピック病**、ガングリオシドの代謝が障害される**テイ・サックス病**などで、これら複合脂質は主に神経系に含まれます。その他、結合組織に含まれる糖とたんぱく質の複合体、核酸、金属などの代謝障害もあります。

試験に出る語句

ガスリー法
授乳が開始された新生児の足底から採取した血液を染み込ませたろ紙片を、枯草菌の最小栄養培地に加え、患者の血液に異常な代謝産物が大量に含まれていれば菌が発育するという原理。

メモ

異常物質の蓄積
例えばA→B→Cの順に代謝が進む反応で、A→Bを触媒する酵素が欠損すると、BとCが不足してAが蓄積するだけでなく、A→Dという全く別の経路で反応が進行してDという異常物質も蓄積する。

フォン・ギールケ病
糖原病の中で最も多い型で、細胞内でグリコーゲンを分解したグルコース6リン酸から、リン酸基を取り外す酵素の欠損である。現在は糖原病Ⅰ型という。

フェニルケトン尿症の歴史
1947年にフェニルアラニン水酸化酵素の欠損によりフェニルケトン尿症が発症することが解明され、生化学的な機序による疾患があることが知られた。19世紀以来の細胞形態に注目する細胞病理学以外のアプローチが始まった。

先天性代謝異常の種類

先天性代謝異常は非常に多彩だ。下記にまとめたが、一部の疾患でしかない。体内物質の数だけ代謝異常があるといえる。

種類		原因
アミノ酸代謝異常症	フェニルケトン尿症	フェニルアラニンというアミノ酸を化学的に変換していく組織が欠損し、精神発達遅延や毛髪色素の低下などが起こる
	メープルシロップ尿症	バリン、ロイシン、イソロイシンが分解される途中で働く酵素の異常。尿からメープルシロップの臭いがする
	ホモシスチン尿症	メチオニンの代謝産物のホモシステインが血中に蓄積することにより発症する
糖質代謝異常症	糖原病Ⅰ～Ⅶ型	グリコーゲンの貯蔵や利用のための酵素が欠損する
	ガラクトース血症	乳糖の成分であるガラクトースを代謝する酵素が欠損する
脂質代謝異常症	ゴーシェ病	グルコセレブロシドの代謝が障害される
	ニーマン・ピック病	スフィンゴミエリンの代謝が障害される
	テイ・サックス病	ガングリオシドの代謝が障害される
金属代謝異常	ウィルソン病	銅の排泄が障害されて肝、腎、角膜に沈着する
	メンケス病	銅の吸収障害による銅欠乏
核酸代謝異常	レッシュ・ナイハン症候群	プリン体の代謝障害で尿酸が過剰に産生される
その他	エーラス・ダンロス症候群	膠原線維の形成異常

新生児マススクリーニング

生後5日前後のすべての新生児が受けるもの。内分泌疾患と先天性代謝異常症の発見に役立つ。対象疾患は下記の通り。

対象疾患		検査項目
アミノ酸代謝異常症	フェニルケトン尿症	フェニルアラニン
	ホモシスチン尿症	メチオニン
	メープルシロップ尿症	メチオニン
糖質代謝異常症	ガラクトース血症	ガラクトース
		ガラクトース-1-リン酸
内分泌疾患	先天性甲状腺機能低下症	TSH
		FT4
	先天性副腎皮質過形成症	17-OHP

代謝・内分泌

ビタミン欠乏症

POINT
- ◆ ビタミンは三大栄養素以外に必須の有機栄養素である。
- ◆ 脂溶性ビタミンと水溶性ビタミンに大別される。
- ◆ ビタミンB群は生化学反応の補酵素として働く。

ビタミンには脂溶性と水溶性がある

　ビタミンとは生体に必要な栄養素のうち、炭水化物、たんぱく質、脂質、ミネラル以外の有機化合物の総称で、共通の構造や機能による分類ではありません。

　ビタミンには脂溶性ビタミンと水溶性ビタミンがあり、さらに脂溶性ビタミンにはA、D、E、Kがあります。ビタミンAは網膜で視覚に必要な色素を形成し、欠乏すると夜盲症（鳥目）になります。ビタミンDは副甲状腺ホルモンと協同してカルシウムの吸収と再吸収を促進し、欠乏するとクル病になります。ビタミンEは生体の酸化に抵抗する物質ですが、ヒトでの欠乏症は知られていません。ビタミンKはプロトロンビンなどの血液凝固因子の合成に必要で、新生児で欠乏すると頭蓋内出血を起こします。

　一方、水溶性ビタミンにはBとCがあります。ビタミンB群はいくつかの重要な生化学反応の補酵素として働いています。ビタミンB_1（チアミン）は解糖系からTCA回路にかけての重要な反応に補酵素として働き、欠乏すると脚気を引き起こします。ビタミンB_{12}（コバラミン）はメチオニン合成酵素などの補酵素として働き、欠乏すると赤芽球の核形成が阻害されて大球性貧血を起こします。このビタミンの吸収には胃粘膜の壁細胞から分泌される内因子が必要で、胃全摘出後の患者や抗壁細胞抗体が出現する自己免疫性胃炎の患者ではビタミンB_{12}欠乏症が起こります。ビタミンC（アスコルビン酸）は水溶性の抗酸化物質として働きます。この欠乏症によって壊血病を起こすのは進化の過程で合成酵素が欠損したヒトと一部の動物だけです。

試験に出る語句

補酵素
生化学反応を触媒するのが酵素であるが、基質に着脱する別の化学基や原子を授受する比較的分子量の小さい物質のこと。ビタミンB_2やB_3は酸化還元反応で水素原子を授受し、パントテン酸（B_5）は補酵素A（CoA）の構成要素として高エネルギーリン酸結合を移動させるさまざまな反応に関与する。

キーワード

ビタミンB群
ビタミンBだけいくつも番号がついているのは、もともと脂溶性のビタミンAに対してチアミンをビタミンBと呼んだが、その後いくつも水溶性ビタミンが発見されたため、このような整合性のない命名になった。

メモ

脚気と高木兼寛
明治時代まで精米食中心だった日本の国民病ともいえる疾患で死亡率も高かった。海軍軍医の高木兼寛は栄養素の欠乏が原因と考え、肉食麦飯を取り入れた食事によって脚気の発症を抑えた。これが後のビタミン発見の契機となり、高木の名前はビタミン研究の功労者の名前を集めた南極大陸の地名に残っている。

ビタミンの種類

ビタミンは生命活動に必須だが、生体内で合成できない物質が大部分である。ビタミンが不足するとさまざまな症状が出てくる。

	ビタミン名	多く含む食品	欠乏したときの症状
水溶性ビタミン	ビタミン B_1（チアミン）	豚肉、玄米、うなぎ	しびれ、だるさ、疲労感など。脚気
	ビタミン B_2（リボフラミン）	レバー、うなぎ、牛乳、チーズ、たまご、納豆	目や皮膚のただれなど。口内炎、舌炎
	ビタミン B_3（ナイアシン）	カツオ、ブリ、牛レバー、イワシなど	神経症、痴呆、下痢など
	ビタミン B_5（パントテン酸）	さつまいも、たまご、食パン、いくら、チーズ	手足のしびれ、痛み、疲労
	ビタミン B_6（ピリドキシン）	アジ、サケ、カジキ、牛レバー、牛乳	アレルギー症状。脂肪肝、痙れん
	ビタミン B_{12}（コバラミン）	いくら、牛肉、カキ、イワシ、たらこ、のり	悪性貧血など
	葉酸	レバー、ほうれん草、モロヘイヤ、大豆	貧血、口内炎など
	ビタミン C	柿、いちご、みかん、レモン、ブロッコリー、トマト	壊血病、風邪、肉体疲労
	ビオチン	レバー、牛乳、たまご、大豆	不眠症、貧血、しっしんなど
脂溶性	ビタミン A（レチノール）	レバー、うなぎ、小松菜、にんじん、春菊、チーズ	目や肌の乾燥。夜盲症、角膜乾燥症、ニキビ
	ビタミン D	サケ、カツオ、イワシ、マグロ、しらす、しいたけ、まいたけ	血管や骨の障害。動脈硬化症、骨粗しょう症など
	ビタミン E（トリコフェロール）	アーモンド、ひまわり油、かぼちゃ、ほうれん草、たらこ	シミ、そばかす、不妊、流産、生理痛など
	ビタミン K	納豆、モロヘイヤ、ブロッコリー、わかめ、ほうれん草	新生児出血症、頭蓋内出血

代謝・内分泌

加齢・生活習慣による代謝異常

POINT
- エストロゲン低下が女性の骨粗しょう症を進行させる。
- 過剰に摂取された炭水化物が中性脂肪として蓄積する。
- プリン体の過剰は高尿酸血症から痛風に至る。

加齢による代謝異常は骨に現れやすい

　加齢による代謝障害の典型は**骨粗しょう症**ですが、男性と女性では発症機序が異なります。男性では、老化による骨芽細胞の骨形成能力低下が主な原因ですが、女性の場合は骨からのカルシウム溶出を抑制していた女性ホルモンの**エストロゲン**の低下により、骨におけるカルシウムが減少するのが原因です。このため、閉経後の女性は男性に比べて**骨密度**が低くなり、骨粗しょう症が進行しやすくなります。また、運動量減少に伴って骨に加わる応力が低下し、骨形成が衰えるため、骨粗しょう症を悪化させます。

生活習慣の乱れも代謝異常を引き起こす

　生活習慣による代謝障害には、白米中心の食生活を送っていた昔の日本人に多かった**脚気**など、栄養バランスの乱れによる疾患がありますが、現代の先進国で最も問題になっているのは**肥満症**です。食事摂取カロリーの過剰と運動量の不足の相乗効果により皮下や内臓への**中性脂肪**の沈着が促進されます。動物は動くためのエネルギーを産生するために炭水化物を摂取しますが、運動で消費し切れない分はグルコースを重合したグリコーゲンの形で保存するほか、TCA回路で代謝される直前で余ったアセチルCoAから脂肪酸を合成し、中性脂肪の形にして保存します。肥満症はいわば保存燃料の合成と消費のバランスが崩れた状態です。

　また、**プリン体**の過剰摂取による**高尿酸血症**から生じる痛風は、遺伝的素因に加えてレバーや干物などのたんぱく質食品やビールの摂取で悪化します。

試験に出る語句

骨密度
骨に含まれるミネラル分の量（骨塩量）を、骨格の大きさによる差を補正するために骨面積で割った値。骨面積は骨塩の分布を二次元に投影したデータから求める。若年成人の平均値の70％を切ると骨粗しょう症が疑われる。

キーワード

生活習慣病
飲酒を含む食生活、運動習慣、喫煙習慣により発症が加速される一連の疾患のこと。発がんや循環器障害と並んで新陳代謝のバランスの乱れは健康の脅威となる。

メモ

プリン体と痛風
DNAやRNAを形成する塩基にはプリン塩基（アデニンとグアニン）とピリミジン塩基（チミンとシトシンとウラシル）の2種類があり、摂取されたプリン塩基はヒトでは尿酸に酸化されて尿中に排泄されるが、大部分は尿細管で再吸収されて体内に戻り、これが一定の濃度を超えると関節などに析出して沈着する。

Ⅱ型糖尿病
Ⅱ型糖尿病も遺伝的素因だけでなく、過食と運動不足が発症に関与している。

過剰な糖質のゆくえ

過剰に摂取した糖質は、分解されずに中性脂肪として蓄積される。

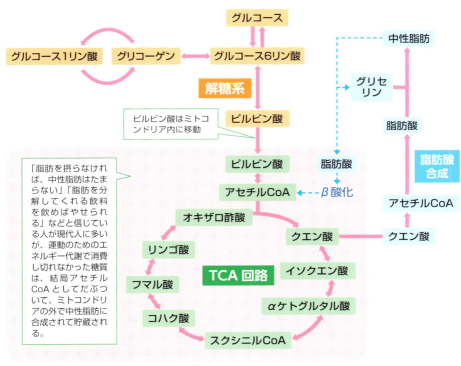

Athletics Column

飲むだけで肥満が解消される飲料はあるか

　最近よく、飲むだけで体脂肪を分解して排出してくれる飲料が宣伝されていますが、果たしてどこまで本当でしょうか。確かにお茶のカテキン成分には脂肪酸の分解を促進する作用があるかも知れませんが、分解された脂肪酸は細胞のミトコンドリアの中でアセチルCoAになってTCA回路から電子伝達系で利用され、最終的に二酸化炭素と水にまで代謝されなければ体外に排泄されることはありません。さらに、その過程で生成されるATPのエネルギーを消費する運動が伴わなければ、せっかく分解されて生成したアセチルCoAなのに使い切れずに再びミトコンドリアの外で脂肪酸に合成され、脂肪組織に逆戻りして沈着してしまいます。「運動に勝る減量なし」を肝に銘じましょう。

代謝・内分泌

内分泌臓器とホルモン

POINT
- ◆ ホルモンとは内分泌臓器が血液中に放出する物質である。
- ◆ ホルモンは受容体を持つ細胞に信号を伝達する。
- ◆ 内分泌はフィードバックによって調節されている。

内分泌とは血液中にホルモンを分泌すること

　内分泌は**外分泌**と対の言葉です。外分泌では涙腺、汗腺、胃液や膵液などの消化腺が導管を通じて体外や消化管などの内腔に分泌物を放出する一方、内分泌では導管を持たない腺組織が**ホルモン**という物質を血液中に放出します。そしてそのホルモンに対する**受容体（レセプター）**を有する細胞からなる臓器が指令を受け取り、ホルモンの効果が発揮されます。ホルモンを分泌する内分泌腺を**分泌臓器**、受容体でホルモンの指令を受け取る臓器を**標的臓器**といいます。

内分泌はフィードバック機構で調節される

　内分泌で血液循環中に放出されたホルモンは、外分泌よりも速やかに効果を発揮しますが、必要がなくなったときには外分泌よりも速やかにホルモン分泌が減少します。

　必要なときに必要なだけホルモンが分泌されて効果を発揮するのは、内分泌が**フィードバック**という調節機序を持っているからです。これは、ホルモン作用が必要な状況を分泌臓器が感知してホルモンを分泌し、必要なだけの効果が現れたことを分泌臓器が感知して分泌を停止するしくみです。分泌臓器と標的臓器の関係は、最初のホルモンが標的臓器に次のホルモンを分泌させる二段構え、三段構えの調節をするものがいくつもありますが、この場合は最初の上位ホルモンが次の下位ホルモンの分泌を促進し、下位ホルモンは上位ホルモンの分泌を抑制するという関係が成立しています。これはアクセルとブレーキのバランスで自動車の走行速度が正しく保たれていることに似ています。

 試験に出る語句

ホルモンの種類
ホルモンは生化学的構造から3つに分類される。性ホルモンと副腎皮質ホルモンがステロイドホルモン、甲状腺濾胞や副腎髄質、松果体のホルモンがアミンホルモン、残りのすべてがペプチドホルモンである。

 キーワード

ホルモン受容体
脂質の二重膜より成る細胞膜に存在するたんぱく質の中には、ペプチドホルモンやカテコールアミンのホルモン分子と反応して細胞内信号に変換するものがあり、これを細胞膜受容体という。また、ステロイドホルモンや甲状腺濾胞ホルモンは細胞膜を通過して細胞内の受容体と反応し、核内で効果を誘導するので核内受容体という。受容体が完備した細胞でないと標的臓器の作用を発揮できない。

 メモ

化学伝達物質
体内で細胞同士あるいは臓器同士が信号伝達するために放出する化学物質を化学伝達物質と総称する。ホルモンのほかに、神経細胞同士または神経と筋肉間で用いられる神経伝達物質や、炎症細胞同士で用いられるサイトカインがある。

内分泌のメカニズム

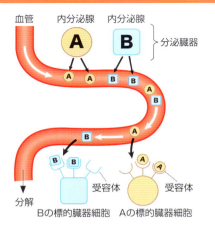

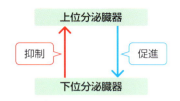

体内はホルモンで調整されている

ホルモンは、ごくわずかな量で体内の生理的作用の調整を行なう化学物質のこと。このシステム全体を内分泌系という。

主なホルモンと内分泌器官

主な内分泌器官の抜粋。これら以外の心臓や消化管、肝臓、腎臓などの臓器からもホルモンは分泌されている。

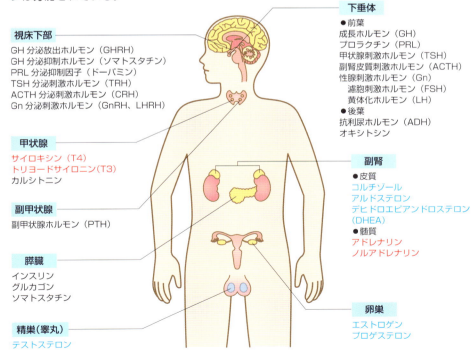

代謝・内分泌

脳下垂体の病気

POINT
- ヒトの脳下垂体は前葉と後葉からなる。
- 前葉は視床下部と末梢の内分泌臓器の中継点である。
- 後葉は視床下部の細胞が直接ホルモンを分泌する。

脳下垂体前葉ホルモンは三段構えの調節

　脳下垂体は間脳の視床下部から頭蓋底の骨内に伸びている重量1g未満の臓器で、ヒトの場合は中葉が退化して前葉と後葉から成っています。脳下垂体前葉の細胞は視床下部の細胞が分泌する上位ホルモンの標的臓器として信号を受け取り、今度は自分が分泌臓器となって副腎皮質や甲状腺などを刺激するホルモンを分泌。さらに下位の副腎皮質の糖質コルチコイドや甲状腺濾胞ホルモンなどの分泌を促進します。つまり、脳下垂体前葉は三段構えの内分泌調節の中継点で、ここで分泌されるのは副腎皮質刺激ホルモン（ACTH）、甲状腺刺激ホルモン（TSH）、成長ホルモン（GH）、黄体化ホルモン（LH）、濾胞刺激ホルモン（FSH）と、乳汁外分泌を刺激するプロラクチンの6種です。

　分娩時の大出血によるショックなどで脳下垂体の血流が途絶して壊死を起こすと、前葉ホルモンの欠乏症状が起こりますが、これをシーハン症候群といいます。また、それぞれの前葉ホルモンを産生する細胞が腫瘍化するとホルモンの過剰症状が起こります。例えばACTH産生細胞の腫瘍では、ACTHが際限なく分泌されて糖質コルチコイド過剰であるクッシング症候群、GH産生細胞の腫瘍では小児期の場合は巨人症、成人の場合は末端肥大症が起こります。

　一方、脳下垂体後葉は視床下部の神経細胞が直接伸びて、抗利尿ホルモンのバソプレシンと子宮収縮を促すオキシトシンを分泌します。腫瘍や炎症でバソプレシン分泌が低下すると、腎の遠位尿細管末端から集合管にかけて水の再吸収による尿の濃縮ができずに尿崩症となります。

試験に出る語句

クッシング症候群
副腎皮質の糖質コルチコイドの主流であるコルチゾールの過剰による中心性肥満や満月様顔貌などの症状をクッシング症候群という。脳下垂体前葉のACTH分泌細胞の腫瘍でも、副腎皮質のコルチゾール分泌細胞の腫瘍でも同じ症状が出る。ただし副腎皮質腫瘍の場合、フィードバックによってACTHの分泌が抑制されて血液中低値を示すため脳下垂体腫瘍と区別できる。

キーワード

刺激ホルモンと放出ホルモン
脳下垂体前葉から分泌されるホルモンは、例えば副腎皮質刺激ホルモン（ACTH）などと命名されているが、これを分泌させる視床下部からの上位ホルモンは副腎皮質刺激ホルモン放出ホルモン（CRH）と呼ばれる。

脳下垂体門脈
視床下部の上位ホルモンは間脳の毛細血管に分泌され、脳下垂体の毛細血管で前葉の細胞に信号を伝えるが、間脳と脳下垂体間のわずか数ミリの血管を脳下垂体門脈という。門脈とは両端がいずれも心臓につながらず、毛細血管に挟まれた血管のこと。体内には他に肝門脈があるのみである。

脳下垂体の構造と機能

脳下垂体は脳の中で非常に小さく軽い器官だが、その働きは非常に重要である。

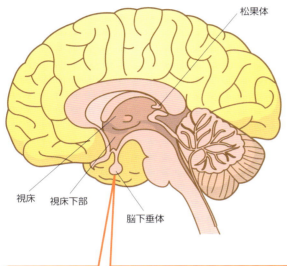

脳の断面図

脳は大きく大脳、間脳、小脳に分かれる。視床下部があるのは間脳で、自律神経の中枢としてホメオスタシスの維持に働いている。脳下垂体は視床下部からぶら下がるように存在する。

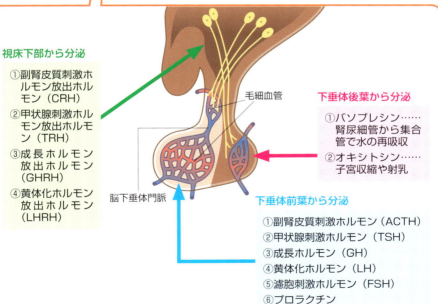

視床下部から分泌
① 副腎皮質刺激ホルモン放出ホルモン（CRH）
② 甲状腺刺激ホルモン放出ホルモン（TRH）
③ 成長ホルモン放出ホルモン（GHRH）
④ 黄体化ホルモン放出ホルモン（LHRH）

下垂体後葉から分泌
① バソプレシン……腎尿細管から集合管で水の再吸収
② オキシトシン……子宮収縮や射乳

下垂体前葉から分泌
① 副腎皮質刺激ホルモン（ACTH）
② 甲状腺刺激ホルモン（TSH）
③ 成長ホルモン（GH）
④ 黄体化ホルモン（LH）
⑤ 濾胞刺激ホルモン（FSH）
⑥ プロラクチン

代謝・内分泌

甲状腺の病気

POINT
- ◆ 基礎代謝を変動させるホルモンは濾胞細胞から出る。
- ◆ カルシトニンは血清カルシウムを低下させる。
- ◆ バセドウ病は自己抗体が関与する免疫異常である。

自己抗体が関与するバセドウ病

甲状腺はトリヨードサイロニン（T3）やサイロキシン（T4）など、糖脂質代謝を亢進させて基礎代謝率を上昇させるホルモンを濾胞細胞が産生して濾胞内に貯蔵しています。この他にも、骨質を溶出させる破骨細胞を抑制して血清カルシウム濃度を低下させるカルシトニンというホルモンを分泌する傍濾胞細胞（C細胞）が濾胞間に存在します。

甲状腺の機能亢進の代表的疾患であるバセドウ病は抗TSH受容体抗体による疾患です。本来は脳下垂体前葉からのTSHを受け取る受容体にこの自己抗体が結合することで刺激され、際限なく濾胞ホルモンを分泌し続けるのが原因です。基礎代謝率の異常な亢進のため、心臓の頻脈、動悸、発汗過多、体重減少、疲労感増大などの症状が見られます。一方、甲状腺機能低下の代表的疾患には小児期のクレチン病と成人の粘液水腫があります。クレチン病は食事中のヨード不足が原因で、骨年齢の遅延による低身長を来すためヨード含有食による早期治療が大事です。粘液水腫は基礎代謝率が低下して寒さに抵抗性がなくなり、無気力や心臓の徐脈などを呈します。

橋本病はリンパ球浸潤により甲状腺濾胞組織が破壊される慢性炎症性疾患で、抗サイログロブリン抗体が出現します。これは炎症により甲状腺組織が抗原として露出したためであり、自己抗体による甲状腺組織の破壊ではありません。なお、甲状腺腫瘍には良性の濾胞腺腫と、悪性の甲状腺癌があります。甲状腺癌は濾胞細胞由来のものが多いですが、傍濾胞細胞から発生する髄様癌も見られます。

試験に出る語句

基礎代謝率
体温維持、呼吸、循環、中枢神経などの生命活動維持に最低限必要なエネルギーのこと。絶食・安静状態での1日のエネルギー消費量のことで、濾胞ホルモンは糖や脂質の代謝を調節してこれを保っている。

キーワード

抗TSH受容体抗体
甲状腺の濾胞細胞が細胞膜に持つ受容体たんぱく質を自己抗体が認識することで発症するのがバセドウ病。アレルギー反応としてはⅡ型に類似するが、濾胞細胞破壊ではなく自己抗体が刺激しているので、Ⅴ型アレルギーに分類することも多い。

メモ

甲状腺髄様癌
甲状腺髄様癌は副腎髄質の褐色細胞腫と合併する頻度が高く、合併したものを多発性内分泌腺腫症Ⅱ型（MEN2）という。

バセドウ病発症のしくみ

甲状腺の活動が異常に活発になることによって甲状腺ホルモンが過剰に分泌される。20〜30代の女性に多い。

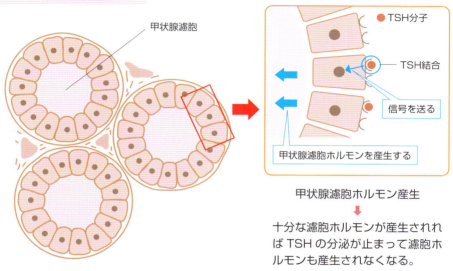

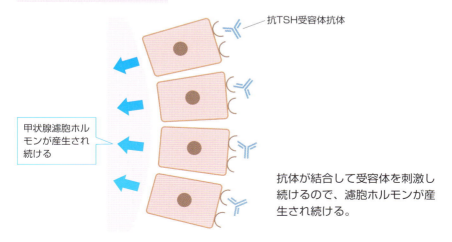

代謝・内分泌

副甲状腺の病気

POINT
- ◆ 副甲状腺ホルモンは血清カルシウム濃度を上昇させる。
- ◆ 副甲状腺ホルモンはビタミンDと協同する。
- ◆ 副甲状腺ホルモンはカルシトニンに拮抗する。

血清カルシウムを調節するパラトルモン

　上皮小体とも呼ばれる**副甲状腺**は、甲状腺の裏面に貼り付いたように存在する数個の米粒大の臓器で、血液中のカルシウム濃度を調節する重要な役割を担います。**血清カルシウム濃度**を下げるときには甲状腺傍濾胞細胞の**カルシトニン**が分泌され、逆に上げるときには副甲状腺ホルモンの**パラトルモン**（**PTH**）が分泌されます。

　カルシウムは筋肉の収縮、血液凝固、細胞膜の興奮性などを制御する重要な電解質です。**高カルシウム血症**では便秘、食欲不振、嘔吐、腹痛などの症状を示し、全身へのカルシウム沈着、特に原尿中にろ過されたカルシウムによる尿路結石が起こります。重症の場合は情緒不安定や精神錯乱にまで至ります。一方、**低カルシウム血症**ではテタニーと呼ばれる筋肉の強い拘縮や精神不穏、幻覚などの症状が見られます。パラトルモンは**ビタミンD**と協同して血清カルシウム濃度を維持し、行き過ぎた際にはカルシトニンがブレーキをかける形で、適正な濃度調節が行なわれます。パラトルモンとビタミンDは骨からのカルシウム溶出を促進、消化管での吸収を促進します。また、腎で**リン**と交換する形でカルシウムの再吸収を促進するため、**副甲状腺機能亢進症**の際は血清中のPTH上昇、カルシウム高値、リン低値を示し、**副甲状腺機能低下症**の際はPTH低下、カルシウム低値、リン高値を示しますが、PTHの標的細胞の膜受容体から核への細胞内信号伝達を行なっているサイクリックAMPという物質の不足があるとホルモンの作用を発揮できず、PTHが低下しない**偽性機能低下症**の状態が見られます。

試験に出る語句

ビタミンD
十分な日照があれば生体内皮下で合成される脂溶性ビタミンで、副甲状腺ホルモンと協同して血清カルシウム上昇に働く。

キーワード

リン
むしろ過剰摂取が問題となるほど食品中に多く含まれる電解質で、人体では骨にリン酸カルシウムとして大量に存在する。PTHは骨で破骨細胞形成を促進してリン酸カルシウムを溶出させるが、腎でカルシウム再吸収との交換でリンを排泄するため、血清リン濃度は低下する。

メモ

副甲状腺過形成
病理学的に腺腫との鑑別が難しいが、脳下垂体腺腫と膵島部腺腫を合併した症例を多発性内分泌腺腫症Ⅰ型（MEN1）という。

血清カルシウムの調整

血清カルシウムは副甲状腺ホルモンのパラトルモンと甲状腺ホルモンのカルシトニンのバランスで濃度が調整されている。

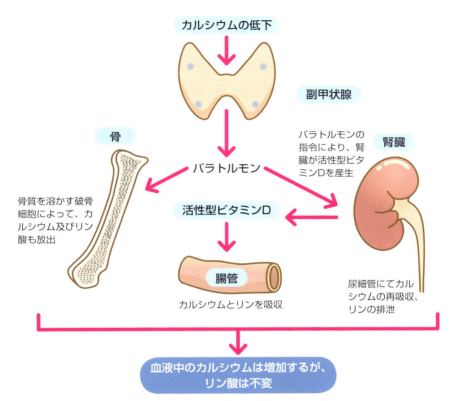

偽性副甲状腺機能低下症

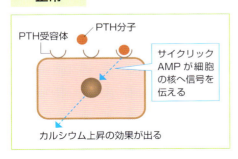

正常

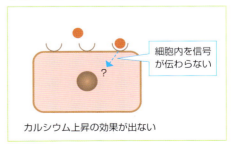

偽性機能低下症

代謝・内分泌

糖尿病

- ◆合併症はⅡ型糖尿病に多い。
- ◆HbA1cは長期間（1〜2カ月）の血糖を知るのに役立つ。
- ◆合併症には、網膜症・腎症・末梢神経障害がある。

糖尿病はインスリンの作用不足により起こる

　糖尿病は、膵臓のランゲルハンス島のβ細胞から分泌されるインスリンの絶対的、相対的不足により発症します。糖尿病には、インスリン依存性のⅠ型糖尿病と、非依存性のⅡ型糖尿病があります。Ⅰ型は、主に自己免疫によりβ細胞が破壊されることで、インスリンの絶対的な不足に陥り、発症します。若年者に多く、急性に発症するため合併症は少ないとされます。Ⅱ型はインスリンの分泌低下により起こるもので、末梢でのインスリン抵抗性が増大します。そのためインスリンが相対的に不足した状態です。Ⅱ型は生活習慣病として進行し、慢性合併症に多くかかります。グルコースの増加で血液浸透圧が上昇し、浸透圧利尿で尿量が増加するため、臨床症状として、多飲・多尿・口渇などの症状が出ます。また、グルコースの利用不全となり、細胞内飢餓状態を示し、初期には体重減少や易疲労感（疲れやすい）も見られます。代謝性アシドーシスも糖尿病の特徴であり、解糖系でのピルビン酸が乳酸を生成する乳酸アシドーシスや、脂肪酸のβ酸化が亢進し、アセチルCoAが過剰となりケトン体へ合成される、糖尿病性ケトアシドーシスがあります。血液検査所見としては、空腹時血糖が126mg/dl以上、75g糖負荷後2時間値血糖が200mg/dl以上と決められています。また糖尿病の診断には、HbA1cの値が有効です。HbA1cとは、過去1〜2カ月の血糖を反映する指標で、HbA1cが6.0%以上は高血糖であると判断されます。Ⅱ型に多い合併症には、網膜症や糸球体障害などの腎症、末梢神経障害があります。

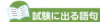
試験に出る語句

インスリン
膵ランゲルハンス島のβ細胞から産生されるホルモン。ブドウ糖の利用促進の作用がある。血糖低下に関与する唯一のホルモン。

キーワード

代謝性アシドーシス
呼吸以外の原因でからだが酸性に傾いた状態のこと。乳酸の産生、糖尿病性ケトアシドーシスによるケトン体の生成、腎不全による酸の排泄障害、などがある。

メモ

Ⅱ型糖尿病に多い合併症
網膜症・腎症・末梢神経障害は三大合併症と呼ばれる。そのほかにも、動脈硬化、白内障や緑内障、壊疽などがある。

糖尿病でアシドーシスが発生するしくみ

糖尿病により血糖値を下げるインスリンが不足すると、体は糖質を利用できずにエネルギー不足になり、体内のたんぱく質や脂質を分解してエネルギーを産生する。その際にケトン体という物資が産生されることにより血液が酸性に傾き、アシドーシスとなる。

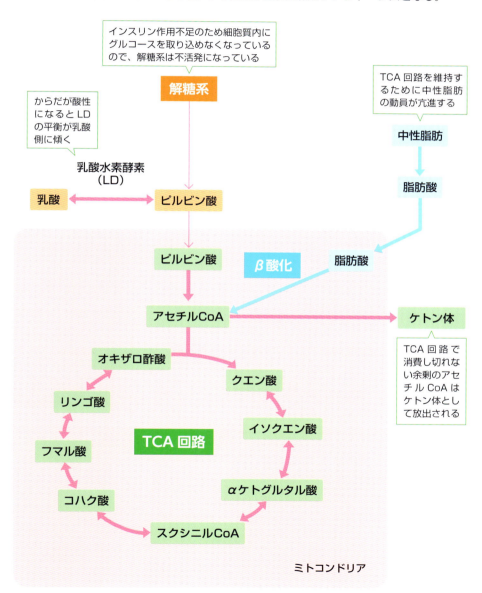

代謝・内分泌

糖尿病以外の膵島疾患

POINT
- 膵島の腫瘍はホルモン産生性のものが多い。
- インスリノーマは低血糖を起こす。
- ガストリノーマは難治性消化管潰瘍を起こす。

膵島腫瘍は機能亢進を示すものが多い

　膵臓には強力な消化液を十二指腸に分泌する外分泌腺のほかに、**ランゲルハンス島**（**膵島**）と呼ばれる内分泌腺があります。これは外分泌腺を海に例えると、島のように散在しているためそう呼ばれ、膵臓全体で約100万個あります。膵島を構成する細胞には、グルカゴンを分泌するA（α）細胞、インスリンを分泌するB（β）細胞、ソマトスタチンを分泌するD（δ）細胞の3種類があります。**グルカゴン**は肝のグリコーゲン分解や脂肪組織の中性脂肪分解によって血糖値を増加させるホルモン、**インスリン**はグルコースの利用と貯蔵を促進して血糖値を下げるホルモン、**ソマトスタチン**はグルカゴンとインスリンの分泌を抑制してフィードバックに相当する作用を持つホルモンです。

　膵島の腫瘍は良悪性を問わず、ホルモン産生能を保ったまま腫瘍化する**機能性腫瘍**が多く、それぞれ該当するホルモンの名称で呼ばれることもあります。B（β）細胞の腫瘍は**インスリノーマ**と呼ばれ、空腹時にもインスリンが分泌され続けるので低血糖を来します。またA（α）細胞の腫瘍は**ガストリノーマ**と呼ばれ、高血糖を示します。同様にD（δ）細胞の腫瘍はソマトスタチノーマと呼ばれてガストリンとインスリンの分泌不全を引き起こします。なお特殊なのは、**ガストリン**と呼ばれ、本来は胃粘膜で産生される消化管ホルモンを産生する腫瘍です。しばしば膵島に発生しますが、胃でのペプシノゲンと塩酸の分泌を促進する作用を持つホルモンが過剰に分泌されるため、難治性の消化管潰瘍が形成されます。

 キーワード

機能性腫瘍
ホルモン産生腫瘍のこと。良悪性を問わずホルモンを産生し続けてフィードバック調節の及ばないホルモン過剰症状を呈する腫瘍を機能性腫瘍という。

 メモ

膵島腫瘍
膵島の腫瘍はホルモン産生するものが多いので、インスリノーマのようにホルモン名をそのまま腫瘍名にすることが多いが、あくまで臨床的な呼称であって、病理学的には膵島腫瘍または膵島内分泌腫瘍であり、良性であれば腺腫、悪性であれば腺癌である。

消化管ホルモン
摂食時に消化管各部の粘膜から分泌されて消化運動を調整するホルモン。胃に食物が入って胃粘膜が伸展されるとガストリンが分泌されて胃液分泌が開始され、内容物が十二指腸へ移動するとpHの低下によってセクレチンが分泌されて胃液を抑制、コレシストキニンが分泌されて胆汁の分泌が促進される。さらに小腸に食物が移動するとGIP（胃抑制ペプチド）と呼ばれるホルモンが分泌されてインスリン分泌を促進する。

膵島（ランゲルハンス島）の構造

膵島（ランゲルハンス島）とは、膵臓の中に約100万個点在する細胞集団のこと。3種類の細胞がそれぞれホルモンを分泌している。

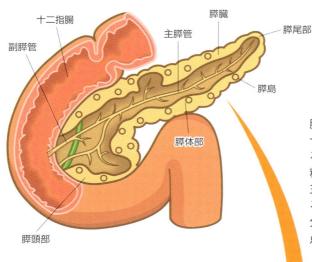

膵臓は、胃の裏側にあり、十二指腸に抱きかかえられるようにして存在している。糖質、たんぱく質、脂質の三大栄養素すべてを消化する外分泌臓器。その中に内分泌細胞集団が島のように点在する。

A（α）細胞からはグルカゴン、B（β）細胞からはインスリン、D（δ）細胞からはソマトスタチンが分泌される。グルカゴンは血糖値増加に、インスリンは低下にそれぞれ働き、ソマトスタチンがホメオスタシスを保っている。

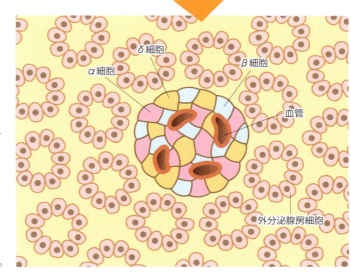

第5章 代謝・内分泌のしくみと病気

133

代謝・内分泌

副腎髄質ホルモンの疾患

POINT
- ◆ 副腎髄質と皮質は全く異なる内分泌臓器。
- ◆ 副腎髄質は交感神経系と協同している。
- ◆ 褐色細胞腫の高血圧は症状が激烈である。

副腎髄質はカテコールアミンを分泌する

　副腎髄質は、副腎を構成する組織の一つです。副腎髄質は副腎皮質にくるまれて副腎の中にありますが、副腎皮質とは全く別の内分泌臓器といってもいいほど異なっています。皮質がステロイドホルモンを産生するのに対し、髄質は**アミンホルモン**を産生します。このホルモンは交感神経系の神経伝達物質と共通の構造を有していて、髄質と神経は類縁の臓器といえます。髄質は胎生期に神経系と同じ外胚葉から発生しますが、皮質は中胚葉から発生します。

　副腎髄質は、**カテコールアミン**と総称されるホルモンの一つである**アドレナリン**（**副腎髄質ホルモン**）を産生します。アドレナリンは、不安や恐怖や攻撃衝動に対して全身の諸器官を興奮状態に高めるよう、交感神経末端から放出される**ノルアドレナリン**と協同して作用します。アドレナリンが分泌されると、心筋の収縮力増加、心拍数増加、骨格筋への血液供給増加、気管支の拡張、瞳孔散大などの緊張状態になり、逆に消化器、泌尿器、生殖器などは抑制されます。

　副腎髄質の腫瘍は肉眼的に黄褐色調を呈するので**褐色細胞腫**といいます。同様の腫瘍が自律神経系の神経細胞中継点である傍神経節にも発生して**傍神経節腫**（**パラガングリオーマ**）と呼ばれることからも、副腎髄質と神経系の類縁関係は明らかです。褐色細胞腫ではアドレナリンなどのカテコールアミンが過剰に産生され、高血糖とともに頭痛や発汗過多を伴う激しい高血圧を来します。褐色細胞腫は甲状腺傍濾胞細胞から発生する髄様癌と合併する例が多く、これを**多発性内分泌腺腫症Ⅱ型**（**MEN2**）といいます。

試験に出る語句

カテコールアミン
アドレナリン、ノルアドレナリン、ドーパミンなどがある。ドーパミンは中枢神経系の多様な神経伝達物質のうちの一つである。

メモ

傍神経節腫
自律神経は中枢神経を出た後、神経節で一度中継されて神経細胞を乗り換えるが、この神経細胞の集合体から発生する腫瘍が傍神経節腫である。日本語でもパラガングリオーマと表記されることの方が多い。副交感神経節のものは非分泌性だが、交感神経節のものはカテコールアミンを分泌するものが多い。

アミン
アンモニア（NH_3）は3個の水素原子を持つが、このうちの1個を炭化水素や芳香族化合物の別の基に置き換わったものを第1級アミン、2個置き換わったものを第2級アミン、3個とも置き換わったものを第3級アミンという。甲状腺濾胞ホルモンやノルアドレナリンは第1級アミン、アドレナリンは第2級アミンである。

副腎の構造と副腎皮質ホルモン

副腎は腎臓の上にあるが、機能的には腎臓とは直接関係ない。

▼副腎

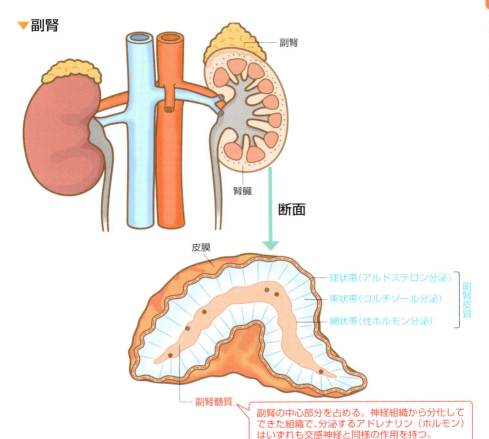

▼アドレナリン、ノルアドレナリンの作用

標的臓器	効果	作用
心筋	興奮	収縮力増加、心拍数増加
気管支	弛緩	気管支拡張
骨格筋の血管	弛緩	骨格筋への血液供給増加
骨格筋以外の血管	収縮	血圧上昇
消化管	抑制	消化活動抑制
瞳孔	散瞳	視野拡大
前立腺の平滑筋	収縮	排尿抑制

代謝・内分泌

副腎皮質ホルモンの疾患

POINT
- 糖質コルチコイド（コルチゾール）は脳下垂体前葉の調節を受ける。
- 鉱質コルチコイド（アルドステロン）の調節はレニン分泌から始まる。
- フィードバック調節で病変の部位が区別できる。

ステロイドホルモンを分泌する副腎皮質

副腎皮質は副腎の表層を形成する組織で、**コルチゾール**に代表される**糖質コルチコイド**と、**アルドステロン**に代表される**鉱質コルチコイド**を産生します。いずれもステロイドホルモンですが、コルチゾールは脳下垂体前葉のACTHの刺激によって分泌され、たんぱく質や中性脂肪を分解し、血糖値を上昇させ、炎症や免疫を抑制してストレスに対抗する作用を示します。一方、アルドステロンは腎血流低下に伴って傍糸球体装置から分泌されるレニンに引き金を引かれたレニン・アンギオテンシン・アルドステロン系の最終段階のホルモンです。腎の遠位尿細管でナトリウムの再吸収を促進し、細胞外液と循環血液量の保持を行ないます。

コルチゾールの過剰症状を示す一連の疾患を**クッシング症候群**といいます。脳下垂体のACTH産生腫瘍でも、副腎皮質のコルチゾール産生腫瘍でも、同様にコルチゾールの過剰を引き起こしますが、副腎皮質腫瘍の場合はフィードバックでACTH分泌が抑制されて血清中低値を示します。副腎皮質のアルドステロン産生腫瘍で、循環血液量の過剰によって高血圧を示す疾患を**原発性アルドステロン症**といいますが、この場合は上位ホルモンのレニンの分泌が抑制されています。そのため、腎動脈の狭窄で腎血流量の低下からレニン分泌が亢進してアルドステロンが過剰に分泌される**腎血管性高血圧症**とは区別できます。

他にも自己抗体や副腎結核により副腎組織が広範に破壊され、副腎皮質ホルモンの分泌が低下する**アジソン病**があり、低血糖や低血圧や低体温などの欠乏症状を呈します。

コルチコイド
副腎皮質で産生されるステロイドホルモンの総称。

ステロイド
本来コレステロールから合成される化合物の総称。またステロイドホルモンは副腎皮質のほか、性腺でも産生されているが、一般的にステロイド剤といった場合は糖質コルチコイド及びその類似の作用を持つ製剤を指す。

メモ

クッシング症候群の症状
コルチゾールの作用で四肢末梢の脂肪が分解されるが、頭部や軀幹（胴体部分）ではインスリンの作用で再び脂肪組織に沈着させられるので中心性肥満や満月様顔貌が起こる。また骨の基質たんぱく質が分解されるので骨粗しょう症になる。さらにコルチゾールには微弱な鉱質コルチコイド作用があるので高血圧になる。

DHEA
デヒドロエピアンドロステロンの略称。副腎や性腺で産生される性ホルモンの一種。性作用は乏しく、高揚感や達成感に関与するといわれているほかは、生理機能は謎である。

副腎皮質ホルモンの調整機序

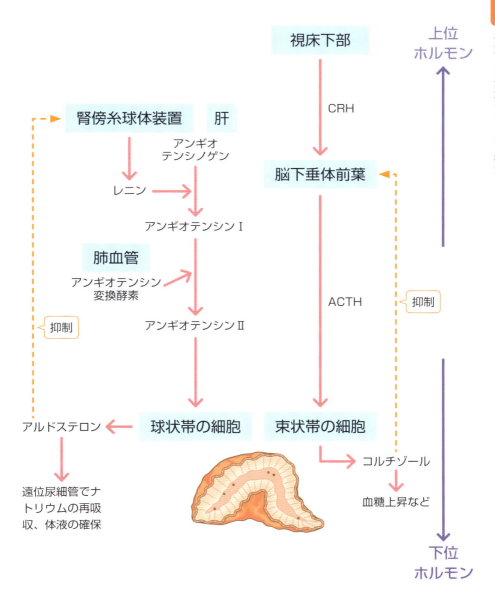

病理学コラム

内分泌と神経の共通点

　内分泌も神経も、それぞれ脳下垂体と脳という中枢構造を頭蓋内に持っています。また、ホルモンと神経伝達物質という化学伝達物質を使って、他の細胞に作用を及ぼしています。

　この5章で述べてきた通り、視床下部の神経細胞はシナプス間隙に神経伝達物質を放出する代わりに、脳下垂体前葉細胞に指令を送る上位のホルモンを脳下垂体門脈という血管内に分泌して内分泌細胞と同じ機能を果たしています。また、副腎髄質細胞が分泌するアドレナリンと交感神経がシナプス間隙に放出するノルアドレナリンは、同じカテコールアミン（副腎髄質ホルモン）に属する類似した化学構造を持っています。

　このように神経伝達物質とホルモンという2つの化学伝達物質の厳密な線引きができないことは、内分泌と神経の強い類縁性を示しているといえるでしょう。

　気管支粘膜にはクルチッキー細胞から小細胞癌が発生しますが、この細胞は神経内分泌細胞といって、初学者には非常に分かりにくい細胞です。肺小細胞癌の患者にはこの腫瘍の表面たんぱく質に対する抗体が産生されるようになることがありますが、この抗体は神経と骨格筋の接合部にあるたんぱく質とも反応して神経伝達物質の放出を阻害し、筋肉を無力化する神経系の随伴症状（ある疾患やその主症状に付随して起こる症状）を呈することがあります。これは有名な重症筋無力症と似ていますが、ランバート・イートン症候群という別の疾患です。

第6章
呼吸器のしくみと病気

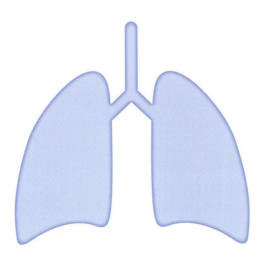

呼吸器のしくみ

呼吸器

- ◆ 肺は気密の保たれた胸腔内に収まっている。
- ◆ 肺胞上皮にはガス交換と表面活性物質産生の役割がある。
- ◆ 溶連菌感染で急性上気道炎が発症する。

呼吸生理と肺の役割

　肺は、**臓側胸膜**と**壁側胸膜**で覆われています。この臓側胸膜と壁側胸膜の間を**胸腔**と呼び、気密になっています。**横隔膜**の収縮弛緩により肺は伸び縮みをしていますが、肺や胸郭に穴が空いて胸腔の気密が破れた状態（**気胸**）になると、肺は拡張できなくなります。このような状態の場合は、胸腔を穿刺して持続的に陰圧吸引をする必要があります。

　肺は体内に酸素を取り入れ、二酸化炭素を排出する**ガス交換**を行なう場です。肺胞上皮にはⅠ型とⅡ型があり、薄いⅠ型を介してガス交換が行なわれ、Ⅱ型が**サーファクタント**を産生しています。サーファクタントとは表面活性物質であり、具体的にはレシチンを指します。表面活性物質の存在により、呼気時も一定の容積を保つことができます。レシチン量が不十分だと、呼気時に収縮しすぎて、次の吸気のために必要な力が増加してしまいます。このレシチンが十分に形成されていない肺を**未熟肺**といいます。

　気道上部には**副鼻腔**や**上気道**と呼ばれる部分があります。頭蓋骨のうち上顎骨、前頭骨、篩骨、蝶形骨には気道とつながる空洞があり、これを副鼻腔といいます。ここに膿がたまった状態が蓄膿です。

　一方、上気道とは鼻腔、咽頭、喉頭をいい、**急性上気道炎**が小児ではA群β溶連菌による急性上気道炎が好発します。咽頭発赤や発熱が主訴ですが、中途半端な治療で経過が長引くと、糸球体腎炎や心内膜炎へ移行していきます。検査で溶連菌が確認された場合には**ペニシリンG**の長期投与が必要です。

 試験に出る語句

横隔膜
上に凸の形をした横紋筋。横隔膜の収縮により、空気を取り込み、弛緩することにより吐き出す。

キーワード

未熟肺
レシチン形成不十分な未熟児は、レシチン不足により呼吸窮迫症候群に陥る。生後数時間で、多呼吸、チアノーゼ、呻吟（苦しみうめくこと）が認められる。

メモ

上気道
上気道腫瘍には、鼻咽頭癌や、EBウイルス感染によるバーキットリンパ腫などがある。

ペニシリンG
最初に発見された抗生物質で、ペニシリウムという真菌が産生する物質なのでこの名がある。溶連菌は薬剤耐性ができにくいので、このような昔からの薬剤でも有効である。

呼吸器の構造

鼻腔から咽頭、気管を通って肺に至るまでの呼吸器は、生命維持にかかわる重要な役割を果たしている。おおまかな構造は下記の通り。

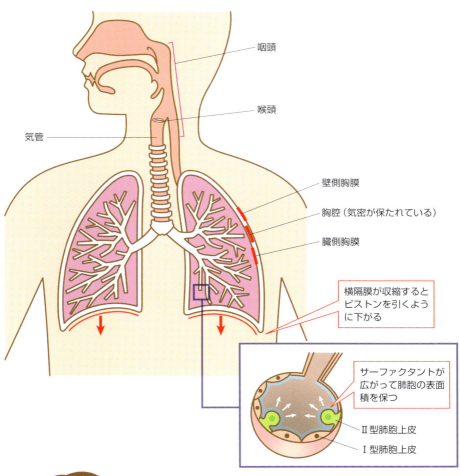

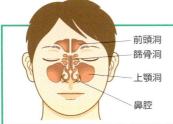

副鼻腔

鼻腔と連続する空洞。前頭洞、篩骨洞、上顎洞、蝶形骨洞の4つがある。蝶形骨洞は篩骨洞の後ろにあるため、左図には示していない。副鼻腔は頭蓋骨の重量軽減の効果があるといわれている。

呼吸器

呼吸器の主な病気

◆ 胎生30週未満の未熟児の肺疾患として呼吸窮迫症候群がある。
◆ 羊水吸引症候群と気管支肺異形成も新生児の肺疾患である。
◆ 肺疾患には閉塞性のものと拘束性のものがある。

新生児の肺疾患

胎生30週未満の未熟児では十分な**サーファクタント**が完成していないので、肺胞がつぶれて**呼吸窮迫症候群**を発症します。呼吸窮迫症候群のほかにも新生児の肺疾患として、**羊水吸引症候群**と**気管支肺異形成**があります。羊水吸引症候群は予定日を超過した過期産児に出生直後に好発します。まだ子宮内にいるうちに肺呼吸が始まって、羊水を吸引するのが原因です。また、気管支肺異形成は、高濃度酸素療法によって肺組織がダメージを受けることで起こり、酸素療法後20～30日で発症します。

閉塞性肺疾患と拘束性肺疾患

呼吸器の病変はいずれも2つの側面を持っています。一つは肺胞まで気道の抵抗が増加して、空気が通りにくくなるもの。もう一つは肺胞が十分に膨らめなくなって、空気が入りにくくなるものです。気道の抵抗が増大する疾患群を**閉塞性肺疾患**といい、肺胞が膨らめなくなる疾患群を**拘束性肺疾患**といいますが、純粋なものは少なく、どちらの側面が強く出るかによって分類します。閉塞性肺疾患の代表は**気管支喘息**で、アレルギー反応によって気管支が収縮して狭くなり、空気を吸い込みにくい、吐き出しにくいという症状が出ます。**慢性閉塞性肺疾患**という一群の疾患でも気道の変形によって空気の抵抗が増加しています。拘束性肺疾患の代表は**肺線維症**で、間質性肺炎の悪化によって肺胞の壁が線維化して硬くなり、呼気時に十分に膨らんで空気を取り込むことができなくなります。

サーファクタント
表面活性物質のこと。脂質のように親水基（水になじむ構造）と疎水基（水をはじく構造）を2つとも持つ分子は、同じ方向を向いて一層に並び、表面積を確保する性質を示す。肺胞ではレチシンという脂質がこの役割を果たす。

呼吸窮迫症候群
罹患した未熟児は、陥没呼吸（息を吸う際に胸の一部が陥没する）をするのが特徴的である。

抗酸菌感染
抗酸菌を調べるためには特殊な染色を行なう必要がある。抗酸菌は脂質が多いため、一般的な染色法では染色されにくく、またひとたび染色されると酸やアルコールの脱色を受けにくい。そのため、抗酸性といえる。

閉塞性肺疾患と拘束性肺疾患

肺疾患は、気道の抵抗が増大する疾患群の閉塞性肺疾患と、肺胞が膨らめなくなる疾患群の拘束性肺疾患に大別される。

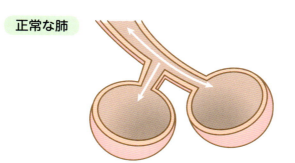

正常な肺

閉塞性

閉塞性肺疾患では、肺胞まで気道の抵抗が増加して、空気が通りにくくなる。

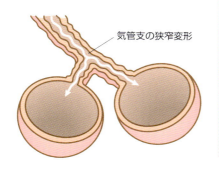

気管支の狭窄変形

拘束性

拘束性肺疾患では、肺胞が十分に膨らめなくなって、空気が入りにくくなる。

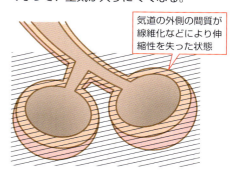

気道の外側の間質が線維化などにより伸縮性を失った状態

新生児の肺疾患

	呼吸窮迫症候群	羊水吸引症候群	気管支肺異形成
原因	レシチン不足	羊水吸引	高濃度酸素療法による、肺組織ダメージ
好発	未熟児	過期産児（予定日超過）	酸素療法後
発症	生後数時間	出生直後	20〜30日目

第6章 呼吸器のしくみと病気

呼吸器機能の検査

呼吸器

POINT
- ◆ 肺活量とは最大吸気位から最大呼気位までの量のことをいう。
- ◆ 拘束性肺疾患とは肺活量が80％未満のものをいう。
- ◆ 気管支喘息は閉塞性肺疾患である。

肺活量と努力性肺活量

肺機能検査は、気管支喘息や肺気腫などの肺の病気が疑われるときに行なう検査です。一般的によく調べられる項目は、**肺活量（VC）**と**努力性肺活量（FVC）**の2つの項目です。肺活量の検査では、肺がどれだけ吸えて、どれだけ吐けるかを調べます。

スパイログラムの最大呼気位から最大吸気位までを肺活量といいます。一方、努力性肺活量とは、最大吸気位から最大呼気位まで一気に吐いたときの肺活量のことで、吐く勢いを調べます。その速さの計測には**一秒率**という指標を使います。一秒率とは、一秒量（一秒間で吐く量）を努力性肺活量で割った百分率のことです。肺機能検査には他にも、**機能的残気量**の検査、肺の拡散能の検査等があります。

基準値と疾患の関係

肺活量と努力性肺活量の検査で、肺疾患の種類が分かります。肺疾患には拘束性肺疾患と閉塞性肺疾患があり（P.142参照）、個々の性別・年齢・身長を考慮した予測肺活量とFVCを算出したうえで、実測値が正常であるかを判断します。具体的には、肺活量が予測値の80％未満であると拘束性肺疾患です。肺が何らかの原因で拘束され（大きくならない）、肺活量が小さくなります。代表的な拘束性肺疾患には、**間質性肺炎**が挙げられます。努力性肺活量の検査では、一秒率が70％未満であると閉塞性肺疾患となります。これは気道が狭くなり、速く吐くことができない状態です。気管支喘息や慢性気管支炎、肺気腫などが該当します。

試験に出る語句

スパイログラム
肺気量分画。呼吸機能検査に必要な指標が分かる。肺活量の他にも、1回換気量や残気量などが示される。

キーワード

拘束性肺疾患
肺が硬くなるため起こる間質性肺炎のほか、胸水貯留や重症筋無力症でも肺活量は小さくなる。

閉塞性肺疾患
閉塞性肺疾患の患者は吸気よりも呼気の方が吐きづらく苦しい傾向がある。努力性肺活量の検査では、フローボリューム曲線が使われる。

肺機能検査

●スパイログラム

呼吸器機能検査で、スパイロメーターという測定機器を使用して肺活量などの数値を計算し、呼気量、速度、時間の関係をグラフにしたものを、スパイログラムという。

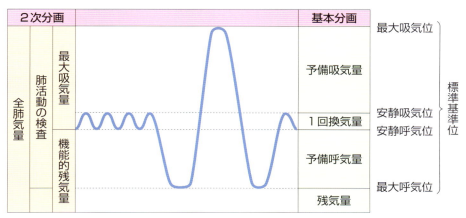

●フローボリューム曲線

最大吸気位から最大努力で最大呼気位まで呼出したときの、気速と気量の関係を表したグラフのことをフローボリューム曲線という。

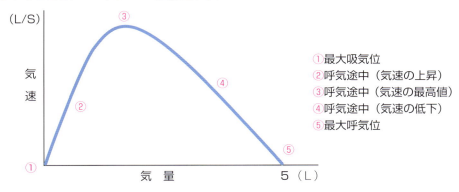

① 最大吸気位
② 呼気途中（気速の上昇）
③ 呼気途中（気速の最高値）
④ 呼気途中（気速の低下）
⑤ 最大呼気位

> **Column**
>
> ### 肺機能検査
>
> 　病院の検査室に行くと、「もっと吐いて！」と検査技師が怒鳴るような声が聞こえることがあります。これは患者が怒られているのではなく、肺機能検査ではそれくらい真剣に息を吸ったり吐いたりしなければいけないということなのです。

145

気管支喘息

◆ 喘息発作は夜間から明け方に多く、吸気よりも呼気が困難。
◆ 気管支喘息はⅠ型アレルギーである。
◆ 喘息は心身症としての側面も持ち合わせている。

閉塞性肺疾患である気管支喘息

　発作的な喘鳴や呼吸困難を引き起こす**気管支喘息**は、大部分は**アトピー性**によるものです。発作は夜間から明け方に多く、呼吸困難が重症化すると、寝ていられず上体を起こして呼吸しなければいけなくなります。

　アトピーとは、アレルゲンに反応してかゆみの原因となるIgE抗体をつくりやすい体質のことで、**Ⅰ型アレルギー**の原因物質である**ヒスタミン**を遊離しやすくなります。気管支喘息はⅠ型アレルギーの代表例です。機序として、ヒスタミンの放出により、まず血管壁の透過性が増加します。すると気道粘液の浮腫が起こり、さらに**気管支平滑筋**が収縮します。これにより気道が狭窄し、喘鳴を引き起こします。吸気より呼気が困難であるのが気管支喘息の特徴で、気管支壁が浮腫で肥厚し、内腔が狭くなっている様子が確認できます。組織学的には粘液産生が増加し、また**好酸球**を含んだ細胞の浸潤も見られます。近年、咳のみが持続する咳喘息が増えており、気管支喘息の前段階ともいわれています。

喘息が起こる原因

　気管支喘息の外因として、ハウスダストやダニ、花粉などの感作によるものがあります。また、気圧配置や天候などに影響を受けることもあります。内因の要素には、アトピー体質の有無が多くを占めますが、いわゆる「**喘息性格**」や、**過保護・過放任**の子供や、**他罰傾向**も影響があるとされています。精神的な要素も関係があるため、**心身症**としての側面も持ち合わせています。

 試験に出る語句

Ⅰ型アレルギー
即時型、アナフィラキシー反応。気管支喘息のほかに、花粉症やアトピー疾患などがある。

ヒスタミン
Ⅰ型アレルギーの原因物質。過剰に分泌されると、血管の拡張や血圧降下を引き起こすことがある。

 メモ

喘息性格
「後ろ向きで物事を何でも悪く考える」「悪いことは他人のせいにする」「言い出したら聞かない」「簡単なことでも難しく考える」「融通が利かない」といった傾向をいう。前向きで柔軟性を持つことが喘息の改善につながるとされる。

気管支喘息の発作時の状態

気管支喘息の発作は、喘鳴や激しい咳、呼吸困難などの症状が現れる。

喘息の発作

発作が起きていないとき
発作が起こっていないときも、気管支粘膜の炎症は続く。

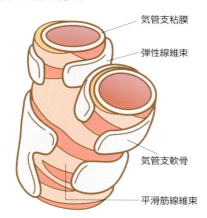

- 気管支粘膜
- 弾性線維束
- 気管支軟骨
- 平滑筋線維束

発作のとき
気管支粘膜に浮腫が生じ、粘液により気道が閉鎖される。痰が増えるなどの症状が現れる。

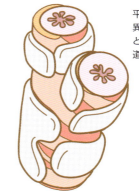

平滑筋線維束が異常収縮することによって、気道が狭くなる

Column

なぜ明け方に発作が起きるのか？

　気管支喘息に限らず、夜間から明け方というのは意外に疾患の発作や急変が多い時間帯です。狭心症（P.98参照）も労作性のものなら話は分かりやすいが、明け方に発作を起こす異型狭心症というものがあります。普通に考えれば、なぜ心身ともにリラックスして就寝中の時間帯に生命を脅かす発作が起きることがあるのかと不思議に思えますが、リラックス状態であるから自律神経系（P.174参照）は副交感神経が優位に活動している状態にあります。副交感神経は心臓や呼吸器の安静状態をつくり出すために、気管支や冠状動脈を収縮させて呼吸器や循環器の活動レベルを下げており、この副交感神経による調節が行きすぎたときに気管支喘息や異型狭心症の発作が起きると考えられます。気管支喘息発作の治療に、交感神経刺激薬剤が使用されるのはこのためです。

　子供の苦しそうな気管支喘息発作を見て、保護者が慌てて救急車を呼んだにもかかわらず、病院の救急外来に到着したときにはケロリとしていることが多いのは、暖かい寝床から急に冷たい外気の中に連れ出され、しかも大好きな救急車に乗れるという興奮で交感神経系が活発に活動するようになったためです。

慢性閉塞性肺疾患

- ◆ 慢性気管支炎と肺気腫のことを慢性閉塞性肺疾患と呼ぶ。
- ◆ 慢性閉塞性肺疾患では一秒率が低下する。
- ◆ 慢性気管支炎は喫煙と関係がある。

慢性気管支炎と肺気腫

慢性閉塞性肺疾患（**COPD**）とは、**閉塞性肺疾患**のうち慢性化したものを指し、従来、**慢性気管支炎**と**肺気腫**と呼ばれてきた疾患の総称です。慢性気管支炎は、細気管支の破壊と変形によるものです。一方、肺気腫は、肺胞の破壊と変形によるものです。両者とも、気流が渦を巻いて、気道抵抗が上昇した病態です。なお呼吸機能検査では、一秒率の低下が認められます。

慢性閉塞性肺疾患とタバコの関係

慢性気管支炎では、喫煙が発症に大きな影響を及ぼしています。タバコの煙の物質が、体内へ入っていき気管支を刺激することによって炎症が起こります。これが持続されることで傷害され、気管支壁が肥厚したり、**気管支腺**が増加したりします。タバコの煙だけでなく、最近では大気汚染による物質の体内侵入によっても起こり得ます。そして、気管支腺からの粘液の過剰な分泌によって、気管支が閉塞し呼吸困難へと進んでいきます。また、肺気腫もタバコの煙によって引き起こされる炎症が主な原因とされ、慢性化して細気管支や肺胞の構造が破壊されるのが特徴です。

慢性閉塞性肺疾患は慢性の咳や痰、運動時の呼吸困難が特徴的で、さらに感染を合併しやすくなります。感染症を合併すると、発熱も加わって呼吸状態が悪化していきます。慢性閉塞性肺疾患の症状は、気管支喘息と似ているものがあるので、痰中の好酸球や気道の可逆性なども注意深く診る必要があります。

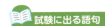

一秒率
70%未満であれば、閉塞性肺疾患となる。

気管支腺
気管支腺は粘液腺であり、杯細胞が粘液を産生する。

慢性気管支炎
季節性があり、冬季に多い。2年連続して、少なくとも3カ月間ほぼ毎日、咳や痰が見られることを目安とする。

慢性閉塞性肺疾患

慢性閉塞性肺疾患は、慢性気管支炎と肺気腫と呼ばれてきた疾患の総称で、喫煙が発症に影響を及ぼす。

禁煙や治療による肺機能の変化

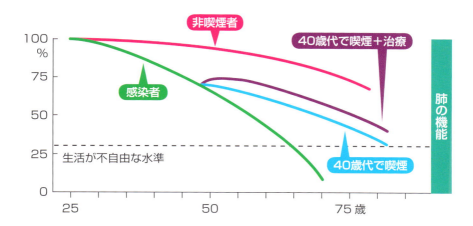

慢性気管支炎と肺気腫

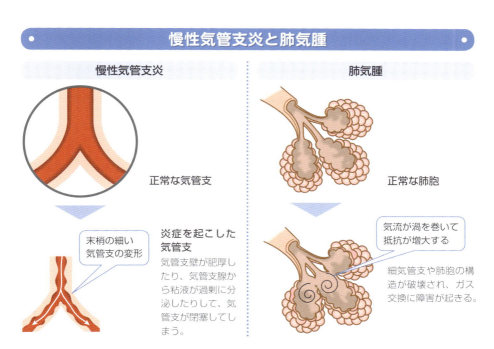

呼吸器

塵肺とアスベスト

◆ 吸入した物質が肺胞に沈着する疾患を塵肺という。
◆ アスベスト吸入で悪性中皮腫が発生する。
◆ 悪性中皮腫は、拘束性肺疾患の一つである。

塵肺は職業性肺疾患

塵肺は、吸入性肺疾患や職業性肺疾患といわれます。塵肺は気道から吸入された物質が、肺胞上皮を破壊して間質に沈着することで発症します。塵肺の一つに珪肺がありますが、これは珪酸（SiO_2）の沈着によるもので、特に鉱山労働者に多いのが特徴です。間質に結節状に沈着し、珪酸結晶を含む瘢痕を形成します。

発症まで時間がかかる悪性中皮腫

塵肺のもう一つの代表的な疾患として、びまん性に瘢痕を形成していくアスベスト肺（石綿肺）があります。アスベスト肺にはアスベスト小体が含まれています。アスベスト小体は含鉄小体ともいい、鉄を含むたんぱくがアスベストの線維の表面を覆ったものです。

胸部や腹部などの中皮から生じる悪性腫瘍を悪性中皮腫といい、原因の大部分はアスベスト吸入によるもので、20年前後をかけて発症します。肺の表面や胸壁の内側は胸膜で覆われており、そこから生じる悪性腫瘍を悪性胸膜中皮腫といいます。肺を取り囲むように発育していき、予後は不良です。アスベストは、吸入により悪性中皮腫だけでなく、肺癌などの危険性もあります。職業傾向としては、石材業や採石業、土木工事、溶接工などに従事する人に多く見られ、不可逆的な呼吸困難を引き起こします。悪性中皮腫は40〜60歳代の中年男性に多く、最近は増加傾向にあります。胸膜中皮腫の70％以上はアスベスト吸入が原因とされていますが、現在のところ治療法は確立されていません。

塵肺
粉塵の吸入により、肺に線維増殖性変化をもたらす疾患。珪肺、アスベスト肺のほかにも、滑石肺やアルミニウム肺、炭素肺、硫化鉱肺などがある。

アスベスト
ギリシャ語で「不滅のもの」を意味し、断熱材や絶縁材として工業的に利用されてきた。代表的なものは、高温の摩擦熱を発生する自動車のクラッチや建造物の断熱材である。

中皮
からだの表面や体腔表面を覆うのが上皮、血管やリンパ管内腔を覆うのが内皮であるのに対し、腹腔や胸腔の表面を覆うのが中皮と分類される。

職業性肺疾患
塵肺と職業の関連性が強いため、診断時には必ず職歴とともに、粉塵曝露歴が問われる。また確定診断の際には、病理組織から特異的な病変の発見が必要とされる。

アスベスト関連疾患とは

建築業従事者など日常的にアスベストを吸引しやすい人がかかりやすい職業病であること、曝露から発症まで 10 ～ 40 年かかること、また、発症後数年で死に至ることなどが社会問題となっている。

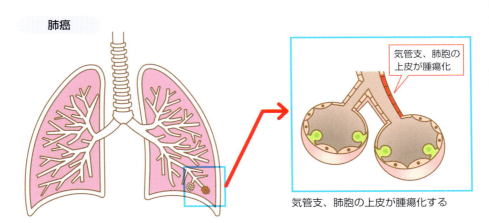

気管支、肺胞の上皮が腫瘍化する

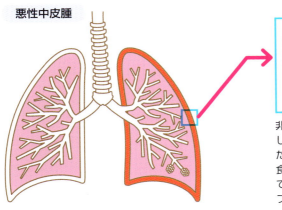

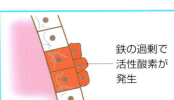

非常に繊細なアスベスト繊維は、溶血した赤血球のヘモグロビンから遊離した鉄を取り込み、それを中皮細胞が貪食して沈着。鉄のように2価と3価で電荷の変わる原子は、過剰になるとフリーラジカルを発生する。

▼アスベスト

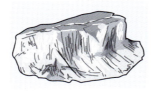

日本語では「石綿」という。天然の鉱物で、左記のイラストは原石。工業製品、建築資材などには繊維状にして用いられる。飛散しやすく、体内に取り込まれても分解されず残る性質を持つ。

呼吸器

肺癌

- ◆ 最も多いのは腺癌（肺腺癌）である。
- ◆ 喫煙習慣は扁平上皮癌と小細胞癌をもたらす。
- ◆ 近年、死亡率が増加傾向にある。

腺癌は最も多い肺癌である

　肺にもいろいろな種類の腫瘍が見られますが、圧倒的に多いのは気管支や肺胞上皮から発生する**肺癌**です。肺癌は近年、日本でも増加しており、部位ごとの悪性腫瘍の死亡率は男性で第1位、女性でも大腸癌に次いで第2位となっています。肺癌というとすぐにタバコとの関係を連想する人が多いと思いますが、実は肺癌の中で最も多いのは喫煙との相関が少ない腺癌で、遺伝的な要因も大きいといわれています。**気管支**は線毛を持った細胞が1層に並ぶ線毛上皮と粘液を産生する粘液腺より成り、肺胞も1層の上皮で表面を覆われていますが、これらから発生するのが腺癌で、比較的末梢の肺野部に好発します。

　これに対して喫煙との相関が強いのは**扁平上皮癌**と**小細胞癌**です。扁平上皮癌は喫煙などの慢性刺激によって気管支の線毛上皮が重層扁平上皮に化生した部分から発生します。1層の線毛上皮よりは細胞が何層も積み重なってスクラムを組んだ重層扁平上皮の方が慢性刺激に対抗しやすいため、喫煙常習者には扁平上皮癌が発生しやすいのです。また小細胞癌は神経や内分泌的な性格も持った特殊な上皮細胞から発生する未分化な癌で、扁平上皮癌と同様、気管支の中枢側に発生することが多く、喫煙との相関も大きいです。肺癌にはこれらのいずれにも分類できない未分化な**大細胞癌**も見られますが、この中で小細胞癌だけは抗癌剤や放射線が治療の主体となります。このため治療面から、手術療法が主体となる腺癌、扁平上皮癌、大細胞癌の3つを合わせて**非小細胞癌**と分類することもあります。

 試験に出る語句

扁平上皮化生
化生とは本来その部位にはないはずの組織が形成されることで（P.36参照）、肺の扁平上皮化生が最も典型的である。気管支には本来1層の線毛上皮しかないが、喫煙などの慢性刺激が加わると重層扁平上皮が形成される。

 キーワード

肺腺がん
最近、「肺腺がん」という言葉がよく使用され、特別な組織型のように誤解されているが、肺に発生する腺癌という意味である。同様に肺扁平上皮癌や肺小細胞癌という呼び方もある。

 メモ

小細胞癌
発生母地が神経と内分泌の性格を持つ不思議な上皮だが、神経はアセチルコリンなどの伝達物質、内分泌は各種ホルモンを分泌するということで、そのような分泌能力を持つ上皮と漠然と理解しておけばよい。このような上皮は実は胎生期から全身に分布している。

肺癌の種類

主な肺癌の種類は下記の4つである。

種類	主な特徴
腺癌	● 日本人に最も多い癌である ● 進行や転移は中等度の速さである ● 遺伝との相関が強く、喫煙との相関は弱い
扁平上皮癌	● 気管支にできることが多い ● 進行や転移は遅い ● 喫煙との相関が強い
小細胞癌	● 進行や転移が早く、肝臓や消化管など全身に転移しやすい ● 喫煙との相関が強い
大細胞癌	● 癌細胞が他の癌に比べて大きい ● 発症数は少ない ● 進行や転移は速い

肺腺癌と肺扁平上皮癌の発生

肺腺癌の起こり方

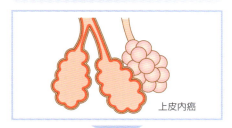

上皮内癌

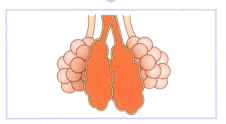

浸潤すると肺胞がつぶれて周囲の健常肺組織を巻き込む

肺扁平上皮癌の起こり方

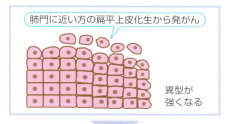

肺門に近い方の扁平上皮化生から発がん

異型が強くなる

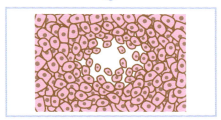

扁平上皮は癌になっても重層する性質が残るので、癌の中心部は酸欠状態になって壊死になりやすい

呼吸器

間質性肺炎

- ◆間質性肺炎は肺胞隔壁に炎症の主座がある。
- ◆病原微生物だけが原因とは限らない。
- ◆進行すると肺線維症となる。

肺の広い範囲に起こる肺炎

　肺炎には、気管支から肺胞の空気の通り道に炎症のある**気管支肺炎**と、肺胞隔壁に炎症がある**間質性肺炎**があります。肺炎の診断・治療には、炎症の部位が肺胞腔内なのか、肺胞隔壁（間質）なのかといったことが重要です。間質性肺炎は、強毒細菌による気管支肺炎と違い、さまざまな原因があります。一つは、弱毒菌が原因で引き起こされる肺炎です。つまり、高齢者や免疫力の弱い人がかかる**日和見感染**を起こします。もう一つは肺癌治療で照射される**放射線**が原因で、肺胞隔壁に当たることで発症するといわれています。他には**ウイルス性**のものもあり、さらに**抗がん剤**も原因となり得ます。隔壁の血管内を薬剤が通ることで発症します。また原因不明の結合組織の炎症である**膠原病**によるものもあります。間質性肺炎は特発性と分類される原因不明のものも多々あり、適切な治療法が確立されていないため重篤な疾患であるといえます。

間質性肺炎の経過

　上記のいずれかの原因で肺胞隔壁が破壊され、その修復に伴って線維化が進行していきます。その後、肺胞中隔が線維性肥厚し、ガス交換が不可能な状態にまで進行します。このときには強い呼吸困難が症状として現れます。そして気道は圧迫されていき、末梢側の拡張や閉塞が起こります（このような肺を**蜂巣肺**という）。最終的に**肺線維症**となり、肺全体が硬くなっていきます。間質性肺炎の患者は肺活量の減少や酸素や二酸化炭素の**拡散能**の減少が見られます。

試験に出る語句

気管支肺炎
肺炎球菌などの強い毒性を持った細菌が原因で発症する。経過として好中球やリンパ球などによる炎症反応の後、器質化が起こる。

キーワード

日和見感染
抵抗力の弱い患者がかかる。日和見感染症には、サイトメガロウイルス、ニューモシスチス肺炎などがある。

メモ

肺線維症
肺の割面は不規則な嚢胞形成線維化巣で占められている。肺癌を併発することもある。間質性肺炎の終末像。拘束性肺疾患の代表的なものである。

気管支肺炎と間質性肺炎

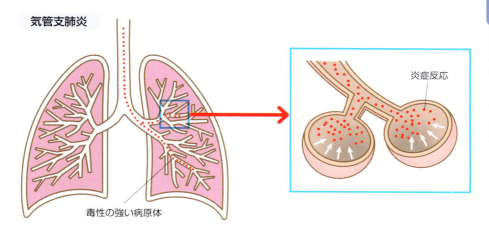

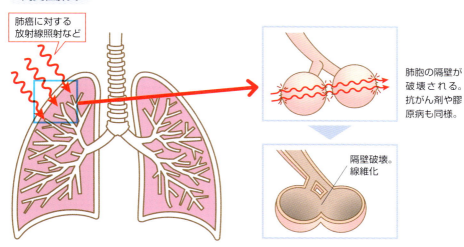

Column

間質とは

　ある臓器や器官において本来の役割を果たす部分を実質、それをサポートする部分を間質といいます。例えば肝臓の実質は肝細胞、心臓の実質は心筋で、それをサポートする結合組織や血管などが間質となります。肺の場合は定義が難しいですが、ガス交換をする気管支から肺胞の内腔が実質、肺胞隔壁が間質とされます。

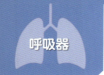

呼吸器

肺結核

 POINT

- ◆ 結核は飛沫感染をする。
- ◆ 多くの場合は免疫力によって発症しない。
- ◆ ラングハンス巨細胞・類上皮細胞・乾酪壊死が特徴である。

肺結核は過去の病気ではない

　一昔前は、日本人の死因の1位は**結核**でした。その後、患者数は減少しましたが、近年では再び**肺結核症**が増加傾向にあります。高齢者や免疫不全者が罹患しやすい傾向があり、薬剤耐性の結核菌の出現の影響なども受けています。肺結核は**肉芽腫性炎症**であり、結核菌を代表とした**抗酸菌感染**によって起こります。感染経路は、**集団内濃厚接触**が多く、飛沫を吸入することで感染します。結核菌は飛沫感染をするため、咳やくしゃみで遠くまで飛散します。

　結核菌の「初感染」とは、結核菌に初めて感染したという意味ですが、これは発症とは異なります。肺結核の経過は、まず気道に結核菌が感染して初期感染巣を形成します。肺原発巣と所属リンパ節のことを初期変化群といい、初期変化群が大きく広がっていくと初感染から初期結核症となって発症します。肺結核の診断は抗酸菌の証明によって行なわれます。抗酸菌の証明は喀痰や胃液で培養をし、**抗酸菌染色（チール・ネルゼン染色）**や**蛍光法**で鏡検することでできます。結核感染組織は、**ラングハンス巨細胞**、**類上皮細胞**、**乾酪壊死**が認められることが特徴です。進行すると、二次肺病変を形成し縦隔内リンパ節を上行していきます。そして、**左鎖骨上窩リンパ節（ウィルヒョウリンパ節）**から**左鎖骨下静脈**へ入って、血流を介して全身に散布されます。このように肺だけでなく、血流に乗って全身の臓器へと病変をつくっていくものを**粟粒結核**といいます。結核は現在でも、集団感染や薬剤耐性結核菌の対策が課題となっており、過去の病気とはいえません。

 試験に出る語句

ラングハンス巨細胞
結核により出現する肉芽腫の周りを取り囲む細胞で組織球が癒合したもの。そのうちの多角巨細胞の中で、核が細胞辺縁に局在している巨細胞のことをいう。

 キーワード

乾酪壊死
粉チーズのような状態を示す壊死。

 メモ

抗酸菌
酸に対して抵抗力のある細菌。したがって胃液中でも生存できる。表面に脂質・蝋質を持ち、色素に染色されにくいが、一度染色されると酸性の強い物質を使っても脱色されない性質を持つ。主に結核菌やらい菌などがある。

粟粒結核
結核菌が血行性に散布し、さまざまな臓器に病変を生じること。胸部レントゲンで肺全体に粟粒をばらまいたように見えるため、このように呼ばれる。きわめて重篤な疾患。膠原病や糖尿病、腎不全などの引き金となる。

結核の肺外への進展ルート

結核菌が、肺での初発病巣から肺外へ進展するルートには下記がある。

	進展ルート	特徴
初期感染巣	初期感染巣	気道を経由して肺の内部に初期病変を形成する。
二次感染巣		気管支を経由して肺内に広がる。またリンパ管に沿って縦隔に広がる。
粟粒結核	血管を経由して全身へ広がる	リンパから血管を経由し、血流に乗って全身へ広がる。骨や尿路にも病変をつくる。

粟粒結核の特徴

　血行性の進展により、結核菌が全身へと広がっていく。そのため、肝や骨髄など、血流の豊富な場所に広まりやすい。直径１〜２ミリの粟粒大の結節が全身に多発するため、この名で呼ばれる。類白血病反応と呼ばれる白血球の著増が認められることもある。症状としては、頭痛や発熱などが多く現れる。初感染から発症に至るのは小児が多く、成人は既感染病巣の再燃により発病することもある。

病理学コラム

胸膜以外の悪性中皮腫

　悪性中皮腫は、古い建物などに断熱材として使用されていたアスベストの吸入によって、40年近い年月の経過の後に発症する悪性腫瘍として知られるようになりました。現在では国による健康被害救済制度が整いつつあります。

　原発部位としては75〜90％が胸腔と圧倒的に多いですが、中皮に覆われている部位ならどこでも悪性中皮腫は発生します。この中皮とは、肺が収まっている胸腔、心臓が収まっている心嚢腔、肝や脾など腹部臓器が収まっている腹腔など、体内の体腔表面を覆っている一層の膜のことですが、忘れてはならないのが男性の陰嚢腔も中皮で覆われていることです。

　男性の精巣は胎生期に卵巣と同様に腹腔内に原始性腺として発生しますが（P.202参照）、その後腹膜の一部に包まれたまま鼠径部を経由して陰嚢内へ下降していきます。そのため、出生後も腹膜中皮をまとっているのです。ちなみに精巣が通過した後も腹膜に覆われた道が残っているものを、鼠径ヘルニアといいます。

　悪性中皮腫の頻度は、胸腔に次いで腹腔が2番目に多いのですが、心嚢腔や陰嚢腔にもごくまれに悪性中皮腫が発生することがあるため、注意が必要です。

第7章
感染症の しくみと病気

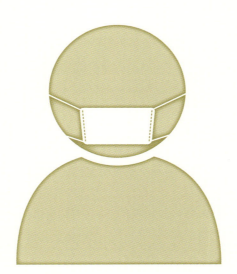

感染症の主な種類

- 一般的な細菌感染では好中球が主体の反応が起きる。
- 結核などの好酸菌感染では組織壊死と肉芽腫が見られる。
- 封入体の出現はウイルス感染の特徴的な所見である。

感染症は体内増殖する微生物が原因

　感染症とは生体内に侵入して増殖を始めた微生物による組織破壊や機能障害による疾患の総称です。これらの微生物を排除しようとする生体側の免疫反応との関係、あるいは感染部位に応じて、臨床的にさまざまな症状が出現し、多様な経過を示します。

　感染症はいくつかの組織反応の類型に大別することができます。**膿瘍形成**は好中球が主体の炎症反応が引き起こされるもので、主に細菌感染を伴いますが、一部の真菌やウイルス感染でも見られる場合があります。**組織壊死**は赤痢アメーバの消化管感染で、組織が融解するほど激しい壊死を伴います。また、結核菌など抗酸菌感染では乾酪壊死（P.156参照）の形態を取ります。

　肉芽腫形成は上皮細胞のように見える大型の組織球の反応で、しばしば多数の核を持つ多核巨細胞を形成します。結核菌などの抗酸菌や真菌、寄生虫の感染に対する反応として見られます。**好酸球浸潤**は寄生虫や一部の真菌感染に対する反応として出現します。病理診断では高度な好酸球浸潤を確認した場合、アレルギー疾患か寄生虫感染を疑う根拠とすることも多いです。**封入体形成**はウイルス感染の特徴で、核内封入体はDNAウイルスが感染した細胞に、細胞質内封入体はDNA及びRNAウイルスが感染した細胞に見られます。抗ウイルス抗体で標識して染色することにより、感染ウイルスを特定することが可能です。なお免疫不全の患者では感染が成立した病原微生物に対する炎症反応が全く欠如している場合もあります。

 メモ

好中球と好酸球
白血球は細胞質に顆粒を持つ顆粒球とリンパ球の2つの系統に分けられるが、顆粒球の主力が好中球と好酸球で、それぞれ顆粒の染色性から命名されている。好中球は遊走能や貪食能を有し、炎症反応の最前線で活動する白血球。好酸球の顆粒は寄生虫傷害や免疫促進の作用を持つ。

病理学総論と感染症
病理学的に広く受け入れられている感染症の分類基準はないが、本文で解説した組織反応の類型にしたがって大別されることが多い。病理学ではさまざまな疾患を先天異常、循環障害、炎症、腫瘍などと分類する一方、感染症については肺炎、肝炎などと炎症を示す病名で呼ばれることが多い。しかし、病原体の感染は必ずしも炎症だけを引き起こすものではない。胎内感染では先天異常の原因となり、発がんウイルスの感染では腫瘍を発生させるように、単純な概念ではすまなくなっている。

感染症の発症までの流れ

感染症とは、病原性微生物が体内へ入って増殖を開始し、生体を障害するようになった状態をいう。

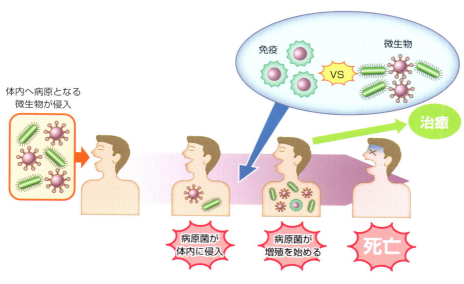

感染症による組織反応

組織反応	所見	特徴
膿瘍形成	からだの組織内に膿がたまる	好中球（P.56参照）が主体の反応が引き起こされる。主として細菌感染に伴って起こる
組織壊死	血流障害などによって細胞や組織が死んでしまう状態	赤痢アメーバの消化管感染では、組織が融解するほど激しい壊死を伴う
肉芽腫形成	皮膚や粘膜などの上皮細胞のように見える大型組織球の反応によって結節ができる	結核菌などの抗酸菌や真菌、寄生虫の感染に対する反応として見られる
好酸球浸潤	白血球の一つである好酸球が病原体と戦う	寄生虫や一部の真菌の感染に対する反応として見られることが多い
封入体形成	ウイルスが細胞内に侵入して核内または細胞質内で増殖するときに見られる	核内、細胞質内に特徴的な空胞として見られる

感染症

感染経路と体内進展

- ◆ 飛沫感染と空気感染では病原体の到達距離が異なる。
- ◆ 病原体が生体内に侵入しただけでは感染とはいわない。
- ◆ 敗血症とは病原体が血流に乗って全身に感染すること。

微生物はさまざまな経路で宿主を狙う

　微生物の**感染経路**は、さまざまなものがあります。**接触感染**では患者の皮膚や粘膜、使用器具などに直接触れることで感染し、**介達感染**では汚染物を媒介として感染します。**飛沫感染**では患者の咳やくしゃみで飛沫として飛び散った病原体を含んだ体液が、粘膜に付着して感染します。また、**空気感染**では飛沫が空中で乾燥し、微粒子となって拡散したものを吸い込んで感染します。

　唾液感染は口づけなどの行為により唾液を介して感染するもの、**経口感染**は飲食物を口にすることで感染するもの、**ベクター感染**は昆虫などの媒介動物を介して感染するものをいいます。また、輸血や手術、注射針などを介して血液から感染する**血液感染**、胎盤を通じて妊娠中の胎児に、あるいは産道の血液を介して分娩中の新生児に、さらに母乳を介して授乳中の乳児に感染する**母子感染**があります。

　ただし、微生物が体内に侵入しただけでは、まだ感染が成立したとはいえません。侵入した微生物が生体の免疫機構による排除を免れ、安定した増殖を示すようになった状態を**寄生**、さらに微生物が宿主の組織を破壊したり機能を障害したりするようになった状態を**感染**と呼びます。また、それらが何らかの症状をもたらしている場合を**顕性感染**、症状を発症していない場合を**不顕性感染**といいます。なお、宿主の免疫機構が不足していたり、治療が奏功しなかったりした場合は、病原体は気道や消化管などの管腔や結合組織内を拡大していきますが、それが血液に侵入した状態を**菌血症**、全身に感染が拡大した状態を**敗血症**といいます。

試験に出る語句

飛沫感染と空気感染
どちらも咳やくしゃみで感染するが、飛沫感染では唾液や鼻汁などの体液が空中で乾燥すると感染力を失うので、約1メートル以内の人しか感染しない。空気感染(飛沫核感染)では乾燥した後も中に含まれていた病原体粒子に感染力があり、1メートル以上離れた人にも感染する。飛沫感染するのは百日咳、風疹、流行性耳下腺炎など。空気感染するのは麻疹、水痘、結核など。

キーワード

インフルエンザ感染経路
飛沫感染するが、患者の飛沫の付着した部位に触れた手指で粘膜に触れることによる接触感染も重要である。

メモ

母子感染(垂直感染)
胎盤を通した胎内感染は胎芽病の項(P.228参照)を参照。分娩時に産道の出血から感染する病原体にはB型肝炎やAIDSウイルスがあり、新生児への感染防止のために帝王切開で分娩、出生後に免疫グロブリン投与が行なわれる。AIDSや成人型T細胞白血病ウイルスは母乳感染するので授乳は禁忌となる。

主な感染経路

空気感染

空気中に浮遊
※直径 0.005mm以下の粒子

接触感染

不衛生な手指、消毒不足なトイレなどの介達箇所

主に粘膜から体内に侵入

飛沫感染

咳やくしゃみ
※直径 0.005mm以上の粒子

水分が蒸発して微粒子に

1メートル以内

血液感染
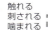
不衛生な刃物などの使い回し手術、輸血

傷口などから侵入

ベクター感染
触れる
刺される
噛まれる
動物や昆虫

その他

経口感染、唾液感染、<u>母子感染</u>などがある

母子感染

胎盤感染
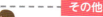
胎盤　胎児

【感染媒体】胎盤
【感染する病気】風疹、サイトメガロウイルス、トキソプラズマなど

産道感染
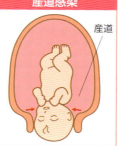
産道

【感染媒体】出血
【感染する病気】B型肝炎、AIDS

母乳感染
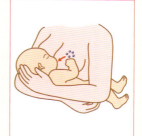

【感染媒体】母乳
【感染する病気】AIDS、成人T細胞白血病

第7章 感染症のしくみと病気

感染症

内因性感染と外因性感染

POINT

- ◆日和見感染は常在微生物によって症状が出ることである。
- ◆抵抗力が減弱した宿主で日和見感染が起きやすい。
- ◆薬剤耐性菌の出現も内因性感染の一つである。

防御力低下が微生物の反乱を引き起こす

「感染症」といわれると、病原性を持った危険な微生物が、外部環境から体内に侵入すること（**外因性感染**）をイメージするかもしれませんが、健康な人間のからだには病原性を示さない微生物が多数常在していて、宿主の人間と共存しています。これらの**常在微生物**が宿主の免疫力の低下などによって症状を引き起こすことを**内因性感染**といいます。**薬剤（抗生物質）耐性菌**の発生もこれに含まれます。

宿主の免疫力の低下に乗じて常在微生物が症状を起こすことを**日和見感染**といい、日和見感染を起こしやすい人を**易感染宿主**といいます。白血病などの血液疾患、先天性あるいは後天性の免疫不全、重度の糖尿病などの患者や、免疫抑制剤投与やカテーテル留置を受けている患者のほか、高齢者や新生児も易感染宿主に含まれます。日和見感染を起こす微生物としては、黄色ブドウ球菌、表皮ブドウ球菌、大腸菌、腸球菌、クレブシエラ、レジオネラ、セラチア、放線菌などの細菌、カンジダ、アスペルギルス、ニューモシスティス・イロベチなどの真菌、帯状疱疹、単純ヘルペス、サイトメガロなどのウイルス、トキソプラズマなどの原虫などが挙げられます。

日和見感染のほかにも、消化管下部から会陰部にかけて常在する大腸菌が尿道に感染して尿路感染症を起こすような**異所性感染**、抗生物質投与で体内の細菌叢のバランスが崩れ、それまでは無害な細菌に押さえ込まれていた**MRSA**などの**抗生物質耐性菌**が活動を始めるような**菌交代現象**も内因性感染に含まれます。

試験に出る語句

MRSA
メチシリン耐性黄色ブドウ球菌のことで、メチシリン以外の多くの抗生物質にも耐性を示す。健常者にも常在しているが、抗生物質に感受性のあるほかの菌が死滅して細菌叢のバランスが崩れると活動を開始する。

キーワード

抗生物質
微生物が自分のテリトリー防衛の目的でほかの微生物を排除するためにつくり出す物質。現在では遺伝子工学の技術で大量生産され、抗菌薬と呼ばれる。微生物の中には遺伝的多様性でこれらの物質に抵抗性を示す個体もきわめて少数だが存在する。普段は大多数の個体の陰に隠れているが、抗生物質投与で感受性のある個体が全滅した後に耐性菌として出現する。

メモ

結核再感染
若いころに結核に初感染した場合、中途半端な治療を受けて菌を体内に押さえ込んだままいったん軽快することがある。その人が老齢になってから再感染した場合、外因性再感染も考えられるが、昔の菌による内因性再感染が原因であることも指摘されている。

抗生物質の原理

かつては微生物の培養タンクから抽出された抗生物質を製剤にしていたが、現代では遺伝子工学を応用して大量生産が可能になっている。現代の薬学では抗菌薬として分類されている。

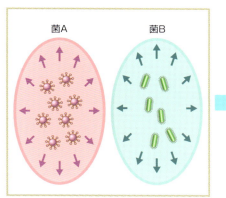

菌Aも菌Bも自分のテリトリーを守るために他の菌を抑制する物質を産生している。

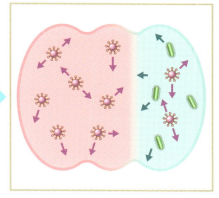

菌Aが菌Bの産生する物質に耐性を獲得すると菌Bのテリトリーに侵入することができる。人類がこの物質を抗生物質と呼んで医療に応用した。

薬剤耐性のメカニズム

細菌は、さまざまな抗菌薬や抗生物質にさらされても、生き延びようとする。その方法は下記の通り。

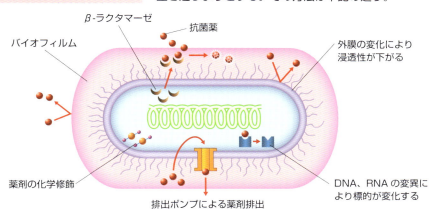

自身を覆っている膜を変化させて薬の流入を防ぐ外膜変化や、侵入してきた毒を汲み出す排出ポンプ、抗菌薬の作用点を変化させるDNAとRNAの変異、化学反応で分解してしまうβ-ラクタマーゼ、バイオフィルムを形成するなどの方法がある。

インフルエンザ

感染症

◆インフルエンザは感染力の強い呼吸器疾患である。
◆インフルエンザウイルスはHAとNAの抗原を持つ。
◆HAとNAの抗原の突然変異によって流行を繰り返す。

インフルエンザは変異を繰り返して感染する

インフルエンザは咳などの飛沫で拡散し、きわめて強い感染力を示します。数日の潜伏期間を経て、発熱や頭痛、筋肉痛を伴って呼吸器症状が出現する疾患ですが、通常は5〜7日で自然回復します。ウイルス感染症では、感染した細胞の細胞質が融合して多数の核を有する多核細胞が出現したり、核内や細胞質内にウイルス粒子を含む封入体と呼ばれる構造が見られたりしますが、最も頻度の高い呼吸器のウイルス感染症の一つであるインフルエンザでは、そのような細胞の変化が見られず、気管から細気管支に至る気道の線毛細胞の脱落のみが主な病理学的所見になります。しかし、ヒトの獲得免疫が乏しい新しい変異株が出現して、**パンデミック**が起こった場合、肺胞までが広範に破壊されます。二次性の細菌性肺炎（**出血性肺炎**）を併発しなくても、死亡する患者が劇的に増加し、社会的パニックを引き起こす原因になります。インフルエンザウイルスは1本鎖**RNA**を遺伝子として持つ**オルトミクソウイルス科**に属し、A、B、Cの3型があります。A型とB型はウイルス粒子表面に赤血球凝集素（HA）とノイラミニダーゼ（NA）の2種類の抗原が存在し、特にA型はHA16個、NA9個の亜型があって、これらが変異することで毎年流行を引き起こします。免疫系によって認識され得る範囲の**突然変異**の蓄積を**連続変異**といいますが、ヒト、トリ、ブタ、ウマからも分離され、異種間のウイルスで遺伝子交雑が起きる不連続変異は、免疫系の反応を逃れてパンデミックを起こす**新型インフルエンザウイルス**として出現することが知られています。

試験に出る語句

出血性肺炎
肺胞内に多数の赤血球が見られる状態を病理学的に出血性肺炎といい、インフルエンザ肺炎が代表とされる。ほかにはレプトスピラやレジオネラ感染症でも見られる。

キーワード

パンデミック（世界的大流行）
特定の期間に特定の地域や集団に通常予測される以上の頻度で疾患が発生することをエピデミック（流行）という。さらに複数の国や地域にまたがって世界的に流行することをパンデミックと呼ぶ。これに対して比較的狭い地域に限局された流行はエンデミックという。

メモ

連続変異と不連続変異
連続変異はインフルエンザウイルスのA、B、Cの3つの型で起こるが、不連続変異はヒト以外のトリやブタにも感染するA型でしか起こらない。

インフルエンザウイルス（A型）の構造

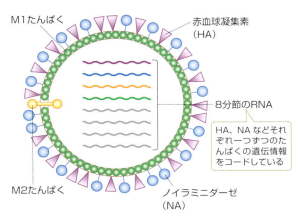

- M1たんぱく
- 赤血球凝集素（HA）
- 8分節のRNA
- M2たんぱく
- ノイラミニダーゼ（NA）

HA、NAなどそれぞれ一つずつのたんぱくの遺伝情報をコードしている

M1たんぱく…ウイルスの殻（エンベロープ）の本体

M2たんぱく…宿主細胞に感染後、RNAの脱殻を助ける

赤血球凝集素（ヘマグルチニン）…宿主細胞に吸着、RNAの脱殻を助ける

ノイラミニダーゼ…感染細胞からウイルス粒子の放出を助ける

インフルエンザウイルス（A型）の表面には、赤血球凝集素（HA）とノイラミニダーゼ（NA）がある。これらがさまざまに変異するため、抗体が合わなくなり、以前にインフルエンザにかかったときにできた免疫の有効性が薄れる。

インフルエンザウイルスの変異

連続変異

HAまたはNAをコードするRNAの塩基配列が1個だけ変異する。

塩基配列が変異

不連続変異

RNAがたんぱくごとに1分節ずつ分かれているので、遺伝子交雑が起こりやすい。

HAをコードとするRNA
NAをコードとするRNA

同時に一つの細胞に感染。RNAの交雑が起こりやすい。

第7章　感染症のしくみと病気

感染症

食中毒

POINT
- 一般に飲食物を介した微生物による症状を食中毒という。
- 感染型は消化管内での菌増殖自体により症状が出る。
- 食品内または消化管内で菌が産生した毒素も症状を出す。

食中毒の定義は広範にわたる

　食中毒とは、食品や水を介して起こる**急性胃腸炎**や**神経症状**の総称です。広義では病原微生物、動植物の自然毒や化学物質による中毒まで含みますが、一般的には特に病原性細菌や一部のウイルスの摂食による中毒を指します。細菌性食中毒には、摂取した細菌が消化管内で増殖して粘膜を刺激することにより発症する**感染型食中毒**と、食品内で増殖した細菌が産生した毒素を摂取したことによって発症する**毒素型食中毒**の2型に分けられますが、消化管内で増殖した細菌が産生する毒素により症状が起きるものを**生体内毒素型食中毒**と分類すると分かりやすくなります。

　感染型には、海水魚生食による**腸炎ビブリオ**、鶏肉による**カンピロバクター**、卵や食肉による**サルモネラ属菌**（腸チフスやパラチフス以外）などの中毒があります。**ベロ毒素**を産生する**病原性大腸菌**は感染型に分類されていることが多いですが、消化管内で増殖してから毒素を産生するので生体内毒素型に分類することもあります。牛肉の生食による感染が社会問題になりましたが、他にも自然界に広く分布して食品にも常在する**ウェルシュ菌**の中毒があります。

細菌の産生する毒素が原因となる場合もある

　一方、毒素型には発酵食品による**ボツリヌス菌**や手指の常在菌である**黄色ブドウ球菌**の中毒があります。他にもウイルスによる食中毒としては、冬期に集団感染を引き起こす**ノロウイルス**や**ロタウイルス**、生牡蠣による**A型肝炎**やブタの臓物による**E型肝炎**のウイルスがあります。

試験に出る語句

病原性大腸菌
大腸菌は菌体表面のO抗原の番号で分類。大部分は無害であるがO-157やO-111などはベロ毒素を産生して強い病原性を示す。

ベロ毒素
血管壁を破壊して出血を起こすほか、体内に吸収されて重篤な腎障害や神経障害を起こして患者を死亡させることがある。牛肉の生食による感染が社会問題になった。

キーワード

潜伏期間
食品摂取から発病までの潜伏期間は菌によって異なるが、一般に毒素型の方がやや早い傾向がある。感染型の腸炎ビブリオは6〜12時間、カンピロバクターは2〜7日である。生体内毒素型の病原性大腸菌は3〜5日で、毒素型のボツリヌス菌は4〜36時間、黄色ブドウ球菌は2〜4時間である。

メモ

微生物以外の食中毒
植物アルカロイドや毒キノコ、フグ毒、貝毒など自然界の動植物毒の摂取や、カビ毒や化学物質の摂取による症状も広い意味では食中毒と呼ばれることがある。

食中毒の種類

第7章　感染症のしくみと病気

●感染型食中毒

名称	主な感染源	潜伏期間	主な症状
腸炎ビブリオ Vibrio parahaemolyticus	シラスなど 海産物生食	6〜12時間	嘔吐、発熱
カンピロバクター Campylobacter (C.jejuni/C.coli)	鶏肉、水、サラダ	2〜7日	下痢、腹痛、発熱
サルモネラ Salmonella (S.typhimurium、S.enteritidis)	鶏卵、菓子	12時間	下痢、嘔吐、発熱、腹痛
リステリア菌 Listeria monocytogenes	食肉、乳製品	数時間〜 3週間	発熱、頭痛、嘔吐

●生体内毒素型

名称	主な感染源	潜伏期間	主な症状
病原性大腸菌 Enterohemorrhagic Escherichia coli (O157、O111)	牛肉生食	3〜5日	ベロ毒素による下痢、腹痛、血便、溶血性尿毒症
ウェルシュ菌 Clostridium perfringens	給食のカレー、スープ	8〜20時間	α毒素による腹痛、下痢

●毒素型

名称	主な感染源	潜伏期間	主な症状
ボツリヌス菌 Clostridium botulinum	加工食品、発酵食品	4〜36時間	ボツリヌス毒素による筋肉マヒ
黄色ブドウ球菌 Staphylococcus aureus	調理人の手から感染	2〜4時間	エンテロトキシンによる嘔吐、下痢、腹痛
セレウス菌 Bacillus cereus	パスタ、スープ	0.5〜 6時間	エンテロトキシンによる下痢、嘔吐

●ウイルス

名称	主な感染源	潜伏期間	主な症状
A型肝炎	生ガキ	2〜7週	発熱、全身倦怠、黄疸
E型肝炎	豚生食	3〜8週	腹痛、食欲不振、黄疸
ノロウイルス	冬季　生ガキ、魚介、糞便を介して伝播	24〜48時間	下痢、嘔吐、腹痛、発熱
ロタウイルス	冬季　乳幼児下痢症	2〜4日	嘔吐、下痢

プリオン病

感染症

- ◆ プリオンたんぱく質には正常型と感染型がある。
- ◆ 感染型プリオンの摂食や体内摂取がプリオン病の原因。
- ◆ ヒトではクロイツフェルト - ヤコブ病が代表的である。

プリオンは従来の概念とは異なる感染因子

　従来の感染症の概念と異なり、**核酸**を持たないたんぱく性感染因子による疾患が存在することが判明し、**プリオン病**と呼ばれるようになりました。**プリオンたんぱく質（PrP）**は宿主の20番染色体上のDNAにアミノ酸配列が指定されていますが、正常型PrPが正しい二次構造を取れなくなったものが**感染型PrP**です。これが体内に存在することにより周囲の正常型PrPが感染型に変わり、たんぱく分解酵素の作用を受けないため、徐々に感染型PrPが蓄積し、プリオン病が発症すると考えられています。プリオンたんぱく質は主にニューロンに存在してシナプス機能などを制御すると考えられ、プリオン病の多くは脳の組織が海綿状に脱落する**海綿状脳症**という病理学的所見を示します。

最も有名な疾患がヤコブ病

　体内に侵入する感染経路には、脳の硬膜移植、脳下垂体製剤投与、角膜移植、脳外科手術などが考えられ、**医原性クロイツフェルト - ヤコブ病**がこれに相当します。ほかにも東部ニューギニア高地原住民の間に見られたクールーという奇病は、亡くなった患者の脳を蒸して食べる習慣が原因でした。またスクレイピーという18世紀から知られる羊の病気もプリオン病で、現在のプリオン病研究のモデルになりました。感染性以外に、遺伝性プリオン病である遺伝性クロイツフェルト - ヤコブ病、ゲルストマン - シュトロイスラー - シャインカー病、致死性家族性不眠症が知られるほか、原因不明の孤発性クロイツフェルト - ヤコブ病もあります。

 キーワード

クロイツフェルト - ヤコブ病
医原性、遺伝性、孤発性の3型がある。主として60代に進行性痴呆、小脳性運動失調などを示す中枢神経疾患。

狂牛病
スクレイピーにかかった羊の臓器が飼料に混ぜられたため、それを食べた牛に感染したウシ海綿状脳症のこと。さらにその牛の肉からヒトに感染した新型クロイツフェルト - ヤコブ病が発生したことから、大きな社会問題に発展した。

 メモ

たんぱく質の高次構造
DNAの塩基配列にしたがってアミノ酸が一列に配列した状態が一次構造である。水素結合や原子間力などの弱い結合力でアミノ酸が局所的に規則的に折りたたまれた状態を二次構造という。アミノ酸残基間のS-S結合などの強い力で立体構造を取った状態が三次構造、さらにこの三次構造が複数集合した状態を四次構造という。感染性プリオンたんぱく質は二次構造が変化している。

プリオンに関する近年の考え方

プリオン（prion）は、核酸を持たないたんぱく質（protein）の感染（infection）因子という意味で命名された。正常なヒトの体内でも合成されているアミノ酸253個より成るたんぱく質で、中枢神経系などで信号伝達や長期記憶に関与しているという説がある。

■正常プリオンたんぱく質と異常プリオンたんぱく質

正常プリオンと異常プリオンは、アミノ酸配列は同じだが高次構造が違う。

正常プリオンたんぱく質の構造

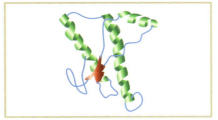

正常プリオンたんぱく質の配座は、らせん構造（緑色の部分）が多く、シート構造が少ない。

異常プリオンたんぱく質の構造

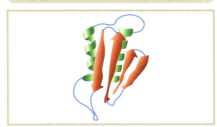

異常プリオンたんぱく質の配座は、らせん構造が少なく、シート構造が多いのが特徴。

異常プリオンたんぱく質の蓄積のしくみ

異常プリオンたんぱく質の侵入により、正常プリオンたんぱく質が変異する。さらに、分解酵素では処理できないため、徐々に蓄積していく。

正常な状態

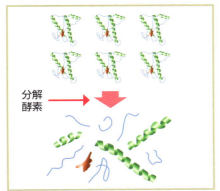

正常プリオンたんぱく質は、寿命後、たんぱく分解酵素の働きにより、分解処理される。

異常プリオンたんぱく質（PrP）が侵入した場合

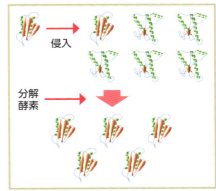

異常プリオンたんぱく質は侵入後、正常プリオンたんぱく質を自分と同じ構造に変化させる。異常プリオンたんぱく質はたんぱく分解酵素で処理できないので、分解されずに蓄積する。

病理学コラム

スペイン風邪

　歴史的に最も有名なインフルエンザの大流行（パンデミック）は、1918〜1919年にかけて発生した「スペイン風邪」です。全世界で6億人が感染し、数千万人が死亡したとされています。当時の世界人口を考えれば、3人ないし4人に1人以上が感染したという信じられないような大流行でした。このインフルエンザが発生したのは、その名称であるスペインからは大西洋を挟んではるか離れたアメリカ合衆国カンザス州という説が有力です。

　アメリカの内陸中部の農村地帯はブタやトリなどの家畜と一緒に人間が暮らすことが多いため、異種間のウイルス遺伝子の交雑が起こったと考えられますが、なぜこれをスペイン風邪と呼称するのでしょうか。当時の世界は第一次世界大戦の最中で、特にドイツの無制限潜水艦作戦による客船撃沈で、アメリカ人船客が犠牲になったことがアメリカの世論を刺激し、アメリカの参戦を招きました。これが遠因となりアメリカ各地の戦費調達集会で感染が拡大、さらにヨーロッパの戦場に動員されたアメリカ人兵士の中に感染者がいて、またたく間に諸国民の間にパンデミックを引き起こしました。しかし戦時中のことなので、交戦国の皇族や貴族、閣僚や高級軍人などの罹患には厳重な報道管制が敷かれていました。ところが、スペインだけは中立を保っていたために報道が制限されず、国内の要人の罹患が世界中に知らされたのです。

　その結果、スペイン王室や政府の関係者の罹患だけが目立ったため、まだ病原体が分からなかったこのインフルエンザは「スペイン風邪」と名付けられることになったのです。

第8章

脳・神経・感覚器のしくみと病気

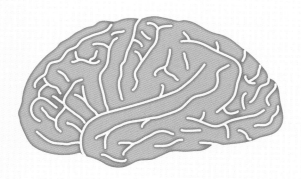

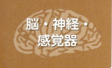

中枢神経の構造としくみ

POINT
- 神経系は中枢神経と末梢神経に分類される。
- 脳脊髄液が中枢神経を内側と外側から保護している。
- 灰白質の神経細胞から伸びた神経軸索突起は白質を走る。

神経系は高度な情報処理組織

　神経系は**中枢神経**と**末梢神経**に大きく分けられます。中枢神経とは脳と脊髄を指します。また脳から出る12対の脳神経と、脊髄から前後にそれぞれ出る31対の脊髄神経を末梢神経といいます。末梢神経はさらに**体性神経**と**自律神経**に分けられますが、体性神経には**運動神経**と**知覚神経**が含まれ、自律神経には**交感神経**と**副交感神経**が含まれます。中枢神経を構成する細胞には、情報の伝達や処理を担う**神経細胞（ニューロン）**があります。**神経膠細胞（グリア）**は神経細胞を支持し、他の組織における線維性結合組織の代わりをします。

　中枢神経の深部には**脳室系**という空洞があり、**脳脊髄液**で満たされています。脳脊髄液は脳室表面を覆う上衣細胞によって産生されて脳室系を満たした後、クモ膜下腔に出て中枢神経を外側からも保護しています。これら神経細胞は中枢神経に無秩序に詰め込まれているわけではなく、脳や脊髄の横断面で黒ずんだ色に見える**灰白質**にのみ存在します。また、大脳と小脳の表面の皮質のほかに、大脳、小脳、脳幹部、脊髄の深部にも灰白質が存在していて、大脳や小脳の深部のものを核といいます。細胞の核と同じ単語ですが、全く違う概念なので少し分かりにくいでしょう。ある働きをする神経細胞には決まった灰白質が必ず割り当てられていて、中枢神経の複雑な神経情報処理機能を担っています。なお、灰白質以外の白く見える部分は、神経細胞から伸びている軸索神経突起が決まった経路で走行し、神経系の情報を伝達しています。

  試験に出る語句

自律神経
交感神経は心肺機能などを亢進させ、からだを興奮状態に設定。副交感神経は消化機能などを促進し、からだを安穏な状態に設定する。

🔒 **キーワード**

神経膠細胞（グリア）
他の組織における結合組織の役目を担う星状膠細胞が主体。他に中枢神経の髄鞘を形成する芝突起膠細胞と免疫を担当する小膠細胞がある。

クモ膜下腔
中枢神経は内側から軟膜、クモ膜、硬膜の3層の膜で包まれ、これを総称して髄膜という。脳脊髄液は軟膜とクモ膜の間を満たす。

 メモ

脳神経
以下の12対を指す。嗅神経、視神経、動眼神経、滑車神経、三叉神経、外転神経、顔面神経、内耳神経、舌咽神経、迷走神経、副神経、舌下神経。いずれも末梢神経である。

脊髄神経
脊髄からは前後に前根と後根の2つの神経の枝が31対ずつ出ており、前根に運動神経、後根に知覚神経が含まれる。

神経系の全体図

神経系は中枢神経と末梢神経の2つに分けられ、中枢神経は脳と脊髄を指す。末梢神経は脳神経と脊髄神経から成る。

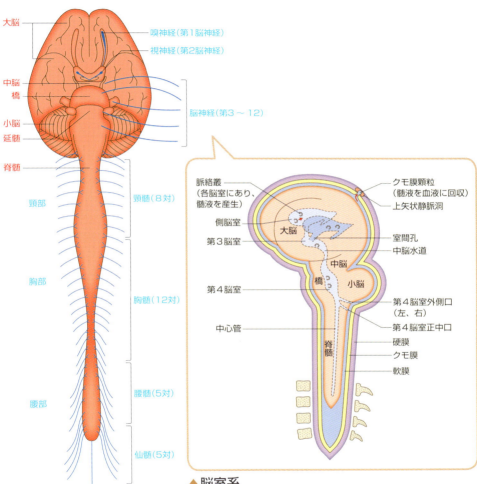

▲脳室系

中枢神経の深部には脳脊髄液を産生する脳室があり、脳室を満たす骨髄は脳の外にも流れ出て、脳を保護する役割を果たす。

第8章 脳・神経・感覚器のしくみと病気

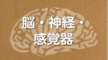

脳・神経・感覚器

中枢神経の主な病気

POINT
- ◆中枢神経の病気は部位によって特定の症状が出る。
- ◆脳の血管に障害が起こると突発的に症状が起こる。
- ◆脳の変性疾患は特定の神経細胞のみが脱落していく。

中枢神経の病気は臨床症状との対応が大事

　中枢神経の電気信号は必ず決まった神経細胞から発せられ、決まった経路を通って目的の部位に到達します。そのため、現れる症状によってどの部位に病変があるかを特定できます。例えば、運動の指令は**大脳皮質運動野**から出て延髄前面で左右交差した後、錐体路と呼ばれる経路を下行して脊髄前角の運動神経に中継されて目的の骨格筋に向かいます。温覚や痛覚などが伝わる知覚神経は脊髄後角に入った後、ただちに左右交差して脊髄を上行して視床から大脳皮質知覚領に到達しています。仮に右運動まひと左知覚まひがあれば、病変は脊髄右側にあると特定できます。また、意味不明な言葉しか話せなくなる言語障害があれば、病変は側頭葉の**感覚性言語中枢**にあると特定できます。

　中枢神経の病気は症状の起こり方や進み方によって、どのような病変かを推定できます。例えば、脳の動脈が閉塞を起こした**脳梗塞**や、脳底動脈瘤が破裂した**クモ膜下出血**などの**脳血管障害**では症状の起こり方は突発的で、瞬時に激しい頭痛や意識障害を来します。脳腫瘍は腫瘍の進行に応じて徐々に症状が進み、手当たり次第に破壊される神経細胞に対応した症状が出ます。一方、中枢神経の変性疾患も徐々に症状が進みますが、疾患によって脱落する神経細胞の部位が決まっており、ある決まった症状が系統的に見られます。そのため、脳腫瘍と鑑別することが可能です。さらに中枢神経の炎症は、進行は比較的早いものの、部分的な治癒傾向も見られます。**脱髄性疾患**の場合は、寛解と再燃を反復しつつ、徐々に悪化していきます。

試験に出る語句

脳梗塞
脳の血管は隣り合った動脈枝との交通に乏しいため、血栓や塞栓で閉塞されたり、破綻して出血したりすると、支配領域の脳組織は壊死を起こす。

クモ膜下出血
中枢神経は硬膜、クモ膜、軟膜という三層の膜で保護されているが、脳底部から中枢神経に入る動脈枝の動脈瘤が破裂するとクモ膜と軟膜の間に出血し、クモ膜刺激による激烈な頭痛を引き起こす。

キーワード

錐体路
大脳皮質の運動領の神経細胞から伸びた軸索は大脳白質内を走り、延髄前面で左右交差して脊髄前角の運動神経細胞にリレーする。錐体路という言葉は中枢神経内のこの随意運動伝達経路という意味で用いられる。

メモ

脳卒中
よく耳にする「脳卒中」は医学用語ではなく、正式には脳血管障害という。「卒」は突然、「中」は当たるという意味から突然症状が起こる疾患を指し、脳の動脈が梗塞や出血を起こすことをいう。

運動と知覚の神経伝導路

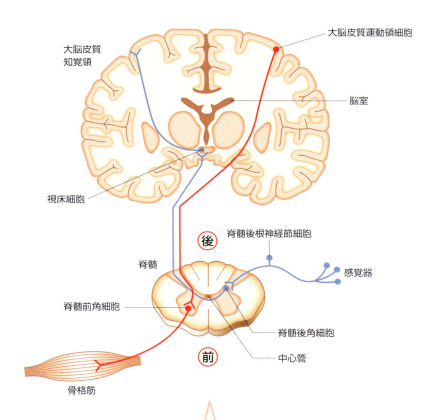

運動は	①大脳皮質→（錐体路）→脊髄前角 ②脊髄前角運動ニューロン→骨格筋 　の2つの神経細胞（ニューロン）で伝達される。
温覚、痛覚など鋭利な知覚は	①感覚器→脊髄後根神経節細胞 ②脊髄後角細胞→（脊髄視床路）→視床 ③視床細胞→大脳皮質 　の3つの神経細胞（ニューロン）で伝達される。 ＊鋭い知覚は脊髄で左右交差するが、鈍い知覚は脊髄の同じ側を上行する。

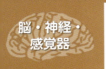

中枢神経疾患の症状

- ◆ 錐体路症状による運動障害は随意運動まひである。
- ◆ 錐体外路症状による運動障害は運動の微調整不全である。
- ◆ 失語症は侵される部位によって言語障害の症状が違う。

病変部位で見られるさまざまな症状

　中枢神経は部位によって厳密に機能が局在しているので、病変部位によってさまざまな特徴的な症状が見られます。主なものに、前頭葉の中心前回にある運動野及び運動の指令が下行する錐体路の病変が挙げられますが、これは相当する部位の随意運動のまひを引き起こします。まひは大脳皮質とは左右反対側に起こるのが特徴です。この場合、上位からの指令が途絶えるため、膝蓋腱反射などの深部腱反射が亢進します。これを一般に錐体路症状と呼びます。また、大脳深部の核や中脳や小脳のように錐体路で伝わる運動が潤滑に行なわれるように調節する部分を錐体外路と呼び、これらの障害によって運動の微調整ができなくなるものを錐体外路症状といいます。

　左側頭葉の上～中側頭回には感覚性言語中枢があります。ここに病変があると支離滅裂な言語しか話せなくなり、前頭葉の下前頭回の運動性言語中枢に病変があると流暢な発語機能が低下します（どちらも失語症と呼ばれる）。また、記憶中枢は大脳辺縁系と呼ばれる大脳深部にありますが、ここに病変があると記憶が障害されます。

　中脳・橋・延髄からなるいわゆる脳幹部には呼吸中枢、嚥下中枢、姿勢制御中枢、瞳孔反射中枢など生命維持に不可欠な反射中枢が存在し、この部位の機能が保たれているかどうかは脳死判定の重要な基準になっています。

　他にも、脳室系を満たしている脳脊髄液がクモ膜下腔へ流出する経路が閉塞すると、脳室が拡張して水頭症と呼ばれる状態になり、大脳機能が低下してきます。

 試験に出る語句

錐体路症状
錐体路の運動指令の伝達が障害された症状を指す。大脳皮質の破壊以外に錐体路症状を起こす代表的な疾患は、筋萎縮性側索硬化症。

錐体外路症状
錐体路を伝わる運動刺激が潤滑に行なわれるように微調整する機能が障害される症状の総称。錐体外路という実体はない。代表的な疾患は大脳深部の核が障害される脳性まひや、中脳の核が変性するパーキンソン病など。

 キーワード

大脳辺縁系
生物に太古の昔から備わっていたと考えられる神経機能を果たしている部分で、記憶中枢の海馬などを含み、嗅覚や情動を処理している。解剖学的に厳密な区分があるわけではない。

脳幹部
解剖学的には曖昧な概念だが、咳嗽反射、嘔吐反射、血管運動反射、唾液分泌反射、嚥下反射、瞳孔反射、姿勢反射など生命維持に不可欠な反射中枢がある中脳、橋、延髄付近を指す。

大脳皮質の機能

中枢神経は部位によって機能が決まっているため、病変部位によって失われる機能が分かり、特徴的な症状が見られる。

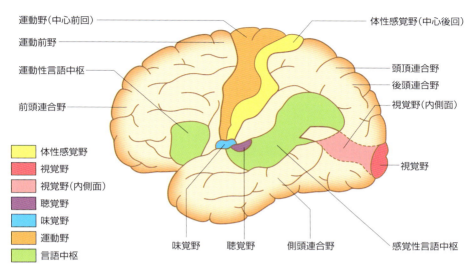

▲左脳と右脳の役割

脳を機能で大きく分けると、左脳は知覚や思考、判断、意思、感情などの論理的思考をつかさどる。一方の右脳は、本能や自律神経、感性、記憶などの感覚的思考をつかさどるといわれている。

Column

失語症とは

　脳の機能局在を解明する研究のきっかけとなったのは失語症の観察でした。それまでは脳が全人格を漠然と規定しているように思われていましたが、その概念を打ち破ったのは戦争による武器の進歩でした。19世紀後半になると発射速度の速い小銃が戦場に投入され、それによって頭蓋をピンポイントで撃ち抜かれる兵士もいました。致命傷にはならないものの、銃弾で左側頭回を損傷された兵士は言語の意味を聴き取ることができなくなり、自発言語も意味不明という共通の症状を示すことをドイツの脳外科医ウェルニッケが発見。ここに言語中枢があると考えられました。この部位を傷害された失語症をウェルニッケ失語（感覚性失語）といいます。その後、失語症には左下前頭回の損傷により発語がたどたどしくなるブローカ失語（運動性失語）や、他にいくつかの型があることが分かっています。

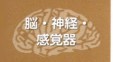

脳浮腫と脳ヘルニア

POINT
- ◆ 浮腫による脳の体積増加は頭蓋内圧亢進を招く。
- ◆ 頭蓋内圧亢進の症状は多彩である。
- ◆ 頭蓋内圧亢進で大脳は小脳テントの下へ押し込まれる。

脳の浮腫が頭蓋内圧亢進を招く

浮腫とは血液中の液体成分が血管外に出て組織内に貯留することです。血清アルブミンタンパク低下などによって血漿浸透圧が低下した場合の反応、あるいは炎症や腫瘍に対する反応で、血管壁の物質透過性が亢進した場合に起こります。脳の浮腫が他の臓器と異なるのは、脳は完全に閉鎖された頭蓋内にある点です。本来、血液中を流れている液体成分が血管外に出て組織内に停滞すると、組織の体積は膨張します。他の臓器なら「むくみ」で済むことですが、一定の容積しかない頭蓋内に存在する脳が浮腫を起こすと、脳の体積増加は頭蓋内の圧力上昇につながってしまいます。この状態を頭蓋内圧亢進といいます。なお、頭蓋内圧亢進は、頭蓋内の腫瘍や出血、脳脊髄液停滞による水頭症など頭蓋内の体積増加によっても起こります。頭蓋内圧亢進が起こると、髄膜が刺激されて頭痛が起こり、視神経にも浮腫が及んで視力障害を呈します。また頭蓋内に動脈血が流入しにくくなり、これに対抗する反射で血圧上昇や徐脈などの症状が出たり、血流不全から意識障害を起こしたりします。

頭蓋内には大脳底部と小脳・脳幹部との間を仕切るように硬膜がほぼ水平にテント状に張り出し（小脳テント）、脳を支えていますが、頭蓋内で高まった圧力はここへしか逃げ場がないため、大脳自体をテント状の硬膜のすき間から下側へ押し込んでしまいます。これを脳ヘルニアといいます。脳ヘルニアは小脳テントのテント切痕ヘルニアが最も多いですが、左右大脳半球を仕切る大脳鎌と呼ばれる硬膜の張り出しや脊髄が通る大後頭孔などにも起こります。

試験に出る語句

浮腫
循環障害の1つ。血管内と組織間の体液移動のバランスが崩れて、組織間に液体が貯留した状態。

キーワード

ヘルニア
ヘルニアとは「脱出」の意味で、臓器が組織のすき間から逸脱した状態の総称である。鼠径ヘルニアは腹部内臓が鼠径管から飛び出ること、椎間板ヘルニアは椎体骨間の軟骨のクッションが飛び出ること、脳ヘルニアは大脳が小脳テントなどのすき間から下方へ飛び出ること。飛び出た臓器が元に収まらなくなった状態を嵌頓ヘルニアという。

メモ

小脳テント
中枢神経を包む軟膜、クモ膜、硬膜のうち、硬膜が大きなヒダ状に張り出して大脳と小脳を分けている部分を小脳テントという。頭蓋内の位置を表す用語として、テント上、テント下ということがある。テント上とは大脳のこと、テント下とは小脳以下のことを表す。

さまざまな脳ヘルニア

脳浮腫に伴って起こる脳のヘルニアは、下記の3種類が大多数である。

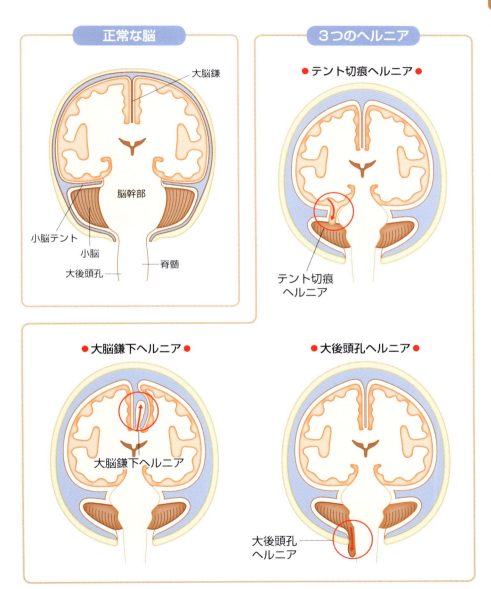

脳出血や脳腫瘍、脳浮腫など、頭蓋内圧が亢進してバランスが崩れると、脳ヘルニアを発症する。いくつかの種類があるが、いずれもヘルニアの起こる場所の名称である。

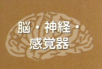

脳・神経・感覚器

脳血管障害

- ◆脳血管障害の原因は梗塞と出血である。
- ◆梗塞による脳組織の壊死で神経症状が出現する。
- ◆出血による血腫で頭蓋内圧亢進が起こる。

突然激しい症状が現れる脳血管障害

　脳血管障害（いわゆる脳卒中）は、**脳梗塞**と**脳出血**の2つに分類され、いずれも突然激しい神経症状が発症します。脳梗塞の最も多い原因は、頭蓋内に血液を送る内頸動脈や椎骨動脈、またはこれらから分枝した脳底部の動脈群の粥状硬化に伴う血栓形成で、内膜に沈着したコレステロールなどの脂質によって血管内腔が閉塞します。脳梗塞の症状が固定せずに24時間以内に症状が改善する**一過性脳虚血発作**が前駆症状として見られることもあります。

　心臓の**心房細動**に伴って左心房内に形成された血栓が剥がれて脳血管に詰まる脳塞栓も比較的多い原因です。いずれも動脈内腔が閉塞することで、末梢の脳組織が虚血から壊死に陥ります。脳のどの部位が壊死に陥るかによって、それぞれの部位に相当する神経症状が起こります。

　次に脳出血は粥状硬化によって脆くなった脳内の動脈壁が破綻する疾患で、高血圧患者によく見られます。出血部位に貯留した血液が血腫を形成し、周囲の脳組織を破壊するため起こる神経症状のほか、血腫によって脳の体積が増加するため、頭蓋内圧亢進を来します。

　また脳底部の動脈群は、**ウィリス動脈輪**という環状構造に周辺から内頸動脈や脳底動脈の枝が入るので、動脈硬化があって血管壁が脆くなると、合流部に加わる血圧のため動脈瘤が形成されます。それが破裂してクモ膜下腔に出血するのが**クモ膜下出血**で、突然激しい頭痛で発症するのが特徴です。若年者では脳の動静脈奇形の異常な血管が破綻してクモ膜下腔に出血することもあります。

試験に出る語句

血栓
動脈硬化などで血管内皮に傷があると、血液が停滞して凝固し、塊をつくる。

梗塞
動脈の閉塞により、その支配領域の組織が虚血状態になったまま時間が経過すると、組織は壊死になって永続的に機能を喪失する。

キーワード

一過性脳虚血発作
脳の動脈が血栓で閉塞して永続的な症状を残す前に、小さな血栓が一過性の症状を起こした後に溶解して消失する発作のこと。多くの場合、本格的な脳梗塞に移行する危険が高い。

メモ

中枢神経の動脈
頭蓋内には1対の内頸動脈と1対の椎骨動脈が入り、内頸動脈は側方からウィリス動脈輪に合流、椎骨動脈は1本の脳底動脈に合して後方から合流するが、これらの合流点は動脈瘤の好発部位である。

脳動静脈奇形
脳の動脈と静脈が毛細血管を介して連結することができず、動脈と静脈が直接つながって異常な血管を形成してしまう先天的な異常。

中枢神経の動脈

頭蓋内に血液を送るのは内頸動脈と椎骨動脈で、頭蓋内に入り、下図のように分布している。動脈群が脳底部で環状につながっているのがウィリス動脈輪である。

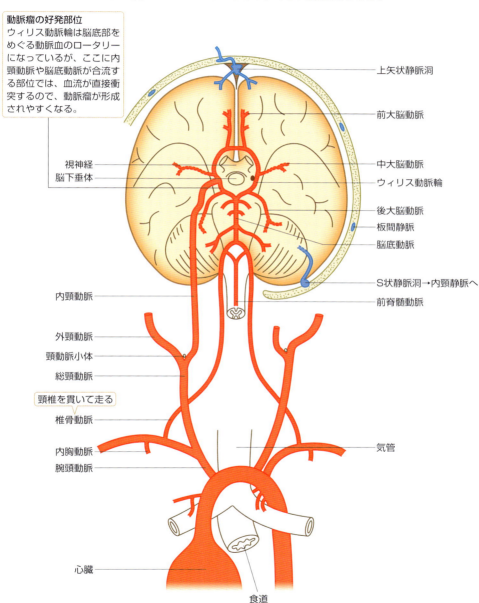

動脈瘤の好発部位
ウィリス動脈輪は脳底部をめぐる動脈血のロータリーになっているが、ここに内頸動脈や脳底動脈が合流する部位では、血流が直接衝突するので、動脈瘤が形成されやすくなる。

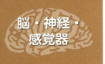

頭部外傷

- 脳底部から入った動脈血は脳表面から静脈として硬膜へ出ていく。
- 頭蓋骨が骨折すると硬膜外血腫が生じる。
- 激しい脳震盪では硬膜下血腫が生じる。

頭部外傷による障害のしくみ

　脳は硬い頭蓋骨の容器に収まっているので、脳だけが直接外力による損傷を受けることはありません。頭蓋骨に外力が作用することによって、頭蓋内に出血するのが頭部外傷による障害の発生機序ですが、これには頭蓋内の血管走行の特殊性がかかわっています。

　動脈は、左右の内頸動脈と椎骨動脈の4本が頭蓋に進入して脳の底部から動脈血を供給しますが（P.182参照）、脳の深部に当たるため、通常これら主要な動脈系に外力が作用することはありません。これに対して、脳や脊髄から戻ってくる静脈血は、脳の表面から軟膜やクモ膜を貫いて**硬膜内静脈洞**に入り、一部は最大の静脈洞である**上矢状静脈洞**から、また一部は頭蓋骨を貫通して頭皮下から、それぞれ椎骨静脈、内頸静脈、外頸静脈のいずれかを通って上大静脈に戻っていきます。つまり中枢神経からの静脈血の還流経路は脳の表面から硬膜や頭蓋骨を経由しているので、外力の影響を受けやすいことになります。

頭部外傷による硬膜外血腫と硬膜下血腫

　外力により頭蓋骨が骨折し、直接硬膜に動脈血を供給している硬膜動脈や、硬膜と頭蓋骨の間の静脈が切れて出血して凝固したものを**硬膜外血腫**といいます。また、衝撃で脳が内部で激しく振り動かされると、脳表面と硬膜をつなぐ静脈が切れて、硬膜とクモ膜の間の硬膜下腔に同様に血腫を形成することがあり（**硬膜下血腫**）、いずれも頭部受傷後、1～3日程度で頭蓋内圧亢進症状を呈します。

試験に出る語句

硬膜下腔
中枢神経を覆う3層の髄膜である硬膜、クモ膜、軟膜のうち、硬膜は頭蓋骨に付着し、クモ膜と軟膜は脳と脊髄表面に密着している。したがって硬膜とクモ膜の間には比較的自由な腔が存在する。

キーワード

硬膜内静脈洞
脳表面に集まった静脈血は架橋静脈で硬膜に移行するが、硬膜内には縦横に静脈洞が発達しており、静脈血はここから最大の上矢状静脈洞を経由して内頸静脈に注ぐ。

メモ

架橋静脈
脳表面に集まった静脈血は硬膜下腔を横切らなければ硬膜静脈洞に達することはできないが、ここを橋渡しする一群の血管を架橋静脈という。例えばスノーボードで緩斜面を横向きに滑走中に尻もちをつくように転倒すると、この架橋静脈が切れるような外力が加わるといわれる。

硬膜外血腫と硬膜下血腫

硬膜外血腫は頭蓋骨と硬膜の間に出血を起こしている状態、硬膜下血腫は硬膜とクモ膜の間に出血を起こしている状態を指す。

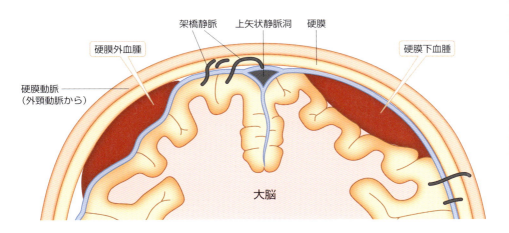

硬膜外血腫と硬膜下血腫の違い

	硬膜外血腫	硬膜下血腫
CT画像での見え方		
形態	凸型レンズ	三日月型
範囲	脳表に沿って広がる	限局
骨折	少ない	多い

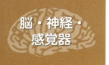

脳内感染症

POINT
- 微生物が脳脊髄液に侵入したものを髄膜炎という。
- ウイルス性脳炎には一次性と二次性（続発性）がある。
- 長い潜伏期を示すものをスローウイルス感染症という。

細菌感染とウイルス感染

　脳内感染症は、細菌感染とウイルス感染に分けて考えます。細菌感染症では**細菌性髄膜炎**に注意が必要で、新生児期から乳幼児期に特に多く見られます。肺炎球菌やインフルエンザ菌、大腸菌、B群溶血性連鎖球菌、黄色ブドウ球菌、髄膜炎菌などの細菌が**菌血症**を引き起こし、脳脊髄液を産生する上衣細胞の脈絡叢と呼ばれる部分から脳脊髄液内に侵入して軟膜の化膿性炎症を起こします。頭痛や発熱、嘔吐、意識障害のほか、頭部の前屈や下肢の挙上など髄膜が伸展される動きが制限されます（**髄膜刺激症状**）。

　一方、ウイルス感染症では、ムンプスウイルスやエコーウイルス、コクサッキーウイルスなどによる、いわゆる**無菌性髄膜炎**が近年増加しています。この他にも、ウイルスが脳に感染する疾患として、日本脳炎や単純ヘルペス脳炎などのようにウイルスが脳内で直接増殖するものを**一次性ウイルス性脳炎**といいます。一般的なウイルス感染症に引き続いて生体側の免疫機序によって脳の症状が出るものを**二次性（続発性）ウイルス性脳炎**といいます。インフルエンザ脳炎は、まだどちらの機序によるものかはっきり解明されていません。また感染後、数カ月から数年後に発症して進行性の経過を示す**スローウイルス感染症**として、麻疹ウイルスによる亜急性硬化性全脳炎と、JCウイルスによる進行性多巣性白質脳炎が知られています。その他、特殊なものとして、体内異常たんぱく質のプリオン感染による**クロイツフェルト - ヤコブ病**があり、硬膜移植などによる医原性の感染が警告されています（P.170参照）。

試験に出る語句

無菌性髄膜炎
ウイルス性髄膜炎のことで、細菌性髄膜炎のように化膿性炎症を起こさないので、脳脊髄液検査で好中球の代わりにリンパ球が出現し、糖やたんぱく濃度の変動も少ない。

キーワード

スローウイルス感染症
数カ月から数年というきわめて長い潜伏期間を示し、発症後は重篤な進行性の経過を示して死の転帰をとることが多い神経系のウイルス性疾患を指す。かつてはプリオン病もこれに含まれると考えられていた。

メモ

インフルエンザ菌
呼吸器や中耳に感染することの多いグラム陰性桿菌で、19世紀のインフルエンザ大流行の際に分離、同定されたため、この名が残っている。その後、インフルエンザはウイルスによることが判ったが、この細菌の名称が訂正されることはなかった。

髄膜刺激症状の診断

髄膜刺激症状とは、主にクモ膜下出血や髄膜炎などで髄膜が刺激されているときに出る症状のことで、髄膜刺激症候（髄膜刺激徴候）と呼ぶ。主な症状の診断方法は下記の通り。

項部硬直

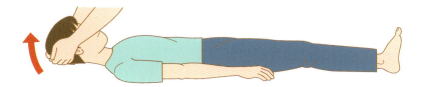

頭部を持ち上げて、首を前に曲げようとしてもうまく曲がらない。板のようになり、頭部だけでなく肩も浮くようになる。

ケルニッヒ徴候

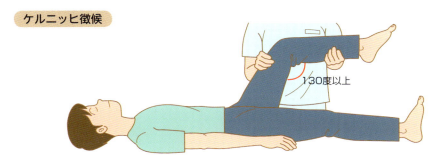

下肢を上図のように動かそうとしたとき、130度以上伸びないか、疼痛を訴える。

ブルジンスキー徴候

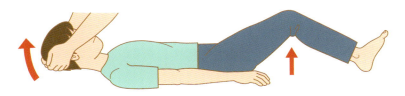

頭部を前に曲げようとすると、股関節とひざが曲がってしまう。

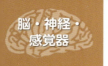

中枢神経変性疾患

- ◆ 決まった部位の神経細胞が系統的に侵される。
- ◆ 多系統萎縮症にはいくつかの種類がある。
- ◆ 髄鞘の変性は神経細胞の変性とは分けて扱う。

決まった部位が侵される変性疾患

　中枢神経の神経細胞が変性する疾患のうち原因不明なものを特に**脳脊髄変性疾患**と呼びます。系統的に核や皮質の神経細胞が脱落していく疾患で、**オリーブ橋小脳萎縮症**が有名です。この疾患は、小脳・橋・延髄オリーブ核に変性を示し、基本的にこれ以外の部位は障害されないのが特徴です。同様に、**黒質・線条体変性症**は中脳黒質と大脳深部の核のうち、筋緊張の調整に関与する線条体と呼ばれる部分が変性します。また、シャイ・ドレーガー症候群は脊髄の交感神経ニューロンの変性が主体になります。ただし、これらは互いに症状をさまざまな程度で共有することが多いため、現在は**多系統萎縮症**としてまとめられています。

　パーキンソン病は中脳黒質の変性で、上記の多系統萎縮症と症状の一部が共通していますが、パーキンソン病では左右差が見られることが多いとされています。**アルツハイマー病**は大脳皮質の神経細胞の変性により、比較的若年から認知症を呈します。また、**筋委縮性側索硬化症**は大脳運動野に発して錐体路を走るニューロンの変性により、運動まひを生じます。このように中枢神経の神経細胞の変性疾患は侵される部位が疾患によって決まっているのが特徴です。これに対して髄鞘（ずいしょう）が変性する**脱髄性疾患**に**多発性硬化症**があります。髄鞘のミエリンたんぱく質に対してTリンパ球がⅣ型アレルギーを起こして髄鞘が破壊され、軸索が変性する疾患です。これは神経細胞の変性ではないため、系統的な症状を示すことはなく、視神経などさまざまな部位の神経症状が寛解と再燃を繰り返しながら進行します。

キーワード

中枢神経の変性と萎縮
変性とは一般的に細胞や組織にさまざまな原因が加わった結果、新陳代謝が障害される状態を指し、その状態が永続することで壊死につながる。梗塞や炎症でも中枢神経組織は変性するが、特に脳脊髄変性疾患という場合は、その原因が不明なもののみを指す。また神経細胞が壊死になって脱落すると、その部位は肉眼的に縮小するので萎縮という用語が用いられている。

メモ

変性疾患の症状
多系統萎縮症のように小脳や大脳核や中脳などが主に侵される疾患群では、運動の正確性や円滑性が失われるといった錐体外路症状が現れる。筋委縮性側索硬化症は運動神経の変性で錐体路症状が出現する。アルツハイマー病などは大脳皮質が変性して認知証が出現する。

寛解と再燃
疾患自体は治癒したわけではないが、症状がいったん軽快した状態を寛解、再び症状が悪化した状態を再燃といい、治癒と再発とは区別する。

中枢神経の変性疾患

神経細胞（ニューロン）の変性疾患は、必ず決まった部位を侵す。一部の例を以下に挙げる。

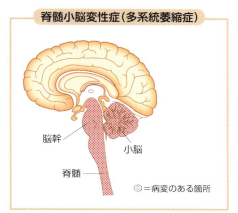

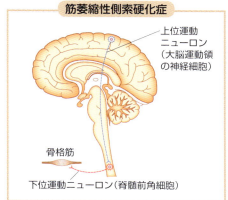

小脳、脳幹、脊髄にかけての神経細胞が徐々に変性するが、これ以外の部位の神経細胞は侵されない。どこが主に侵されるかによって歩行障害、不随意運動、構音・書字障害、自律神経失調など多彩な症状が現れる。

大脳皮質運動領の神経細胞の変性で、この上位ニューロンが変性すると、その指令を受ける下位ニューロンも変性し、さらにその神経に支配される骨格筋も萎縮する。

多発性硬化症

髄鞘の変性疾患である多発性硬化症では、中枢神経内のさまざまな部位がランダムに侵される。

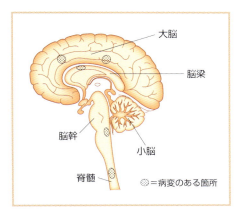

知覚異常、視力障害、運動失調などの症状を示すことが多い。

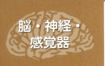

脳腫瘍

- ◆ 脳腫瘍の組織型は非常に多様である。
- ◆ 良性腫瘍であっても頭蓋内圧亢進症状を示す。
- ◆ 膠芽腫は脳腫瘍の中で最も悪性度が高い。

脳腫瘍が引き起こす頭蓋内圧亢進

　一口に脳腫瘍といっても、神経膠細胞（グリア）から発生する神経膠腫（グリオーマ）、クモ膜細胞から発生する髄膜腫、上衣細胞から発生する上衣腫のほか、松果体から発生する松果体腫や、精巣や卵巣のものと同じ胚細胞腫瘍など非常に多様です。一部の腫瘍を除き、ほとんど遠隔転移を示すこともなく、腫瘍細胞の性格としては他の臓器であれば良性のものが多いといえますが、脳腫瘍は閉鎖された頭蓋骨内に発生するため、良性であれ悪性であれ、発育して腫瘍体積が増大するにつれて頭蓋内圧亢進症状を示します。そのため良性腫瘍であっても必ず手術が必要です。

最も悪性度が高い膠芽腫

　脳腫瘍で発生頻度が高いのは、神経膠腫と髄膜腫です。髄膜腫はクモ膜由来のため脳の実質と分離しやすい結節をつくりますが、神経膠腫は脳実質の支持組織が腫瘍化するため神経細胞を巻き込むような増殖をします。特に膠芽腫（グリオブラストーマ）という最も悪性度の高い組織型では発育が早く、完全に切除するのはほぼ不可能で、まれに転移することもあります。また、小児では髄芽腫（メデュロブラストーマ）という腫瘍が好発しますが、これは神経細胞と神経膠細胞に分化する以前の未熟な細胞に由来するといわれます。一般に小児の脳腫瘍は、大脳と小脳を上下に隔てるテント（P.180 参照）の下側に発生するものが多く、テント下腫瘍とも呼ばれますが、髄芽腫はその代表で通常は小脳に発生します。逆に成人の脳腫瘍はテント上に多く見られます。

 試験に出る語句

良性腫瘍
他の臓器であれば、悪性腫瘍と異なり、通常周囲の正常組織を圧迫しながら増大するので手術がしやすく予後が良いとされている。しかし、頭蓋内では腫瘍体積の増加自体が患者の予後を悪化させる。

 キーワード

神経膠腫（グリオーマ）
神経膠細胞には神経細胞の支持をする星状膠細胞のほかに、中枢神経細胞の髄鞘を形成する乏突起（希突起）膠細胞があり、それぞれに由来する腫瘍を星状膠細胞腫、乏突起（希突起）膠細胞腫と呼んでいる。

 メモ

脳腫瘍のWHO分類
脳腫瘍は頭蓋内の腫瘍の再発を防がなければ頭蓋内圧亢進を来すので、手術後の化学療法や放射線療法が必要となる。これらの適応を決める必要から、ほぼすべての腫瘍について腫瘍細胞の悪性度をGrade ⅠからGrade Ⅳまでの4段階に分けて診断することになっている。Grade Ⅳが最も悪性度が高い。

多様な脳腫瘍の発生部位

脳腫瘍の組織型は非常に多様である。

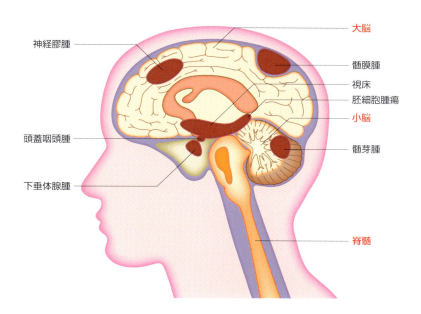

原発性の脳腫瘍は下記のように分けられる。

神経膠腫（グリオーマ）…最も発生頻度の高い脳腫瘍。グリアと呼ばれる神経膠細胞ががん化することで発生する。

髄膜腫…脳を覆っている髄膜に発生する腫瘍。女性ホルモンとの関連が指摘されており、40〜50代の女性に多い。

下垂体腺腫…下垂体にできる腫瘍。ホルモンの分泌異常が起こることもある。予後は良い、良性腫瘍。

神経鞘腫…脳神経、特に聴神経（第8脳神経）にできる腫瘍。ほとんどが良性。摘出することで完治する。

頭蓋咽頭腫…比較的良性。摘出が困難で、放射線療法を併用する。

胚細胞腫瘍…松果体や脳下垂体周辺で発生することが多く、放射線や化学療法が効果的。

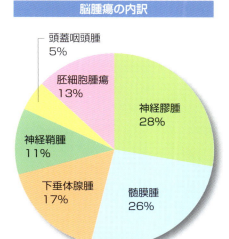

（国立がんセンターがん情報サービスより）

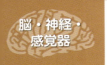

眼の病気

- ◆ 白内障は水晶体（レンズ）の白濁である。
- ◆ 緑内障は眼圧上昇による視神経の障害である。
- ◆ 眼球表面とぶどう膜は炎症が波及しやすい。

失明の主要原因は緑内障と糖尿病性網膜症

眼は、精密な光学カメラの性能を凌ぐ働きを持っていますが、眼にはさまざまな疾患が発生します。

眼球表面で直接外界に接している**角膜**と、それに続く**結膜**（いわゆる白目の部分）には**アレルギー性結膜炎**のほか、手指を介したアデノウイルス感染による**流行性角結膜炎**など炎症性疾患が多く見られます。また、**白内障**はカメラのレンズに相当する**水晶体**が加齢による変性で光の透過性が損なわれるために起こりますが、糖尿病の持続的な高血糖によって生じる白内障、あるいは風疹ウイルスの胎内感染による先天性の白内障も知られています。カメラのフィルム部分に相当する**網膜**では、**網膜はく離**が高頻度に見られますが、打撲や強度近視による眼球のゆがみで網膜に穿孔が起こってはく離する場合と、炎症によってはく離する場合があります。

網膜症とは主として網膜血管の異常によって視力が障害される状態をいいますが、特に糖尿病の高血糖により異常な血管が増殖して硝子体に侵入する**糖尿病性網膜症**が有名です。高濃度酸素治療によって同様な網膜異常血管の増殖が起こるのが原因の**未熟児網膜症**もあります。

角膜と**水晶体**、**毛様体**で囲まれたすき間を**眼房**といい、透明な眼房水で満たされています。**緑内障**とは眼房水の産生と流出のバランスが狂って眼房圧が上昇し、視神経が圧迫されて障害された状態です。流出路が炎症で閉塞することもありますが多くは原因不明です。また脈絡膜と毛様体、虹彩の総称である**ぶどう膜**は血管が多く、炎症しやすい部位で、皮膚粘膜に炎症を繰り返す**ベーチェット病**が有名です。

試験に出る語句

網膜はく離
網膜がすぐ下層にある脈絡膜から剥がれること。血管が多い脈絡膜は網膜に血液を供給しており、血液供給を断たれた網膜組織は不可逆的な壊死に陥る。

キーワード

眼圧
角膜と水晶体と毛様体で囲まれた眼房には毛様体で産生された眼房水が貯留し、眼球が正常な光路を保てるように一定の圧力を与えている。眼房水は角膜と虹彩の接点（隅角）から吸収されて流出する。

メモ

正常眼圧緑内障
一般に緑内障は眼房水の循環が障害されて眼圧が上昇し、視神経が過度に圧迫されて視力障害を来す疾患と理解されていた。しかし正常な眼圧でも、視神経に障害が出る症例が多いことが分かってきた。これらは正常眼圧緑内障と呼ばれている。

眼の構造

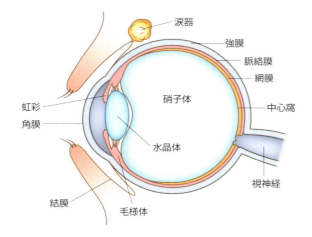

眼は人体の精密機器

視覚情報を感知し、脳へ伝える。色を感知する錐体及び明暗を感知する桿体は、網膜の中に並ぶ視細胞。眼球は6本の外眼筋によって動かされている。

白内障と緑内障の違い

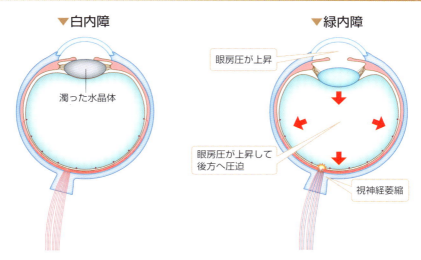

カメラでいうところのレンズの役割を果たす水晶体がにごってしまう病気。視界がかすんだりぼんやりとしか見えなくなったりする。網膜や視神経そのものには問題はなく、水晶体がにごるだけなので、手術で根治する。

房水による眼圧などで視神経乳頭が陥凹して一部の視神経が障害を受ける。視野の一部が欠けたり、光がにじんだりする症状が現れる。網膜そのものには問題はないが、神経線維と視神経のつながりが切れた状態で、回復は見込めず、ひどい場合は失明に至ることもある。

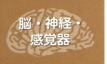

脳・神経・感覚器

耳の病気

POINT
- ◆中耳が障害されると伝音性難聴が生じる。
- ◆内耳の障害では感音性難聴と回転性目まいが起きる。
- ◆内耳神経には神経鞘腫が好発する。

耳の病気の特徴である難聴と目まい

　耳は**外耳**、**中耳**、**内耳**の3部に分けられます。外耳には耳朶（耳たぶ）の皮膚の連続として黄色ブドウ球菌や真菌の感染症及びアレルギー性疾患が見られるのが特徴です。一方、中耳は鼓膜から内耳に音を伝える部分で、**ツチ骨**、**キヌタ骨**、**アブミ骨**の3つの耳小骨が鼓膜の振動を順次内耳の蝸牛に送りますが、内耳を大気と同じ気圧に調節するために**耳管（エウスタキオ管）**で咽頭と連絡しています。中耳は炎症が起こりやすい部位です。急性及び慢性含めさまざまな型の中耳炎が起こり、音の伝達が障害される伝音性難聴の原因になります。中でも鼓膜表層の重層扁平上皮から脱落する角質を排出できず、角質が真珠のように球状に貯留し、周囲に肉芽組織が形成されるものを**真珠腫性中耳炎**といいます。

　また、内耳は聴覚を感じる蝸牛と、平衡覚を感じる**三半規管**より成り、**感音性難聴**と**回転性目まい**が内耳疾患の主要な症状です。**突発性難聴**は内耳のウイルス感染や血液循環障害によって起きると考えられていますが、原因はいまだによく解明されていません。**メニエール病**は内耳の浮腫が原因といわれ、回転性めまいとともに感音性難聴を示すことが多いですが、これも本態はよく分かっていません。

　内耳から大脳に知覚を伝える神経は**内耳神経（第8脳神経）**で、蝸牛から出た蝸牛神経と三半規管から出た前庭神経が合流した神経です。この神経線維の髄鞘を形成しているシュワン細胞から発生する神経鞘腫は別名、**聴神経腫瘍**ともいわれるほど、この神経を好発部位としています。

試験に出る語句

回転性目まい
脳の虚血状態による立ちくらみと異なり、三半規管の平衡覚信号の伝達が障害されて、正しく姿勢制御ができない状態。自分や周囲が回転するように感じる。

メモ

伝音性難聴と感音性難聴
中耳の障害で空気の振動が内耳に伝わりにくい状態を伝音性難聴、内耳の蝸牛が障害されて聴覚信号が発せられない状態を感音性難聴という。

聴神経腫瘍
シュワン細胞から発生する良性腫瘍。シュワン細胞で髄鞘が形成されているのを知ることは、内耳神経をはじめ脳神経が末梢神経に属するという点の理解につながる。ちなみに中枢神経細胞の髄鞘は乏突起グリア（希突起グリア）というグリア細胞の一種が構成している。

耳の構造

耳は、内耳、中耳、外耳に分けられる。聴覚情報と平衡感覚を感知し、周波数や音の大きさを聞き分ける働きを担う。

三半規管
平衡覚をつかさどる感覚器で、互いに直交する3個の半円状の管より成り、内部のリンパ液の動きを有毛細胞が平衡覚信号に変換する。

蝸牛
聴覚をつかさどる感覚器で、リンパ液で満たされたらせん状の蝸牛管内の有毛細胞が振動を聴覚信号に変換する。

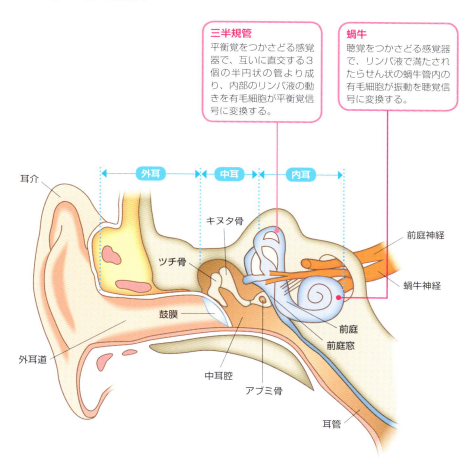

Column
目まいと立ちくらみ

よく耳鼻科や内科を受診して、急に椅子から立ち上がったときなどに目の前が暗くなって頭がクラクラすることを「目まい」と表現する人がいますが、これは一時的に脳の血液が下へ逃げてしまう「立ちくらみ」です。目まいとは、厳密には静止しているのに自分の体が回っているように感じる、あるいは自分の周囲の部屋が回っているように感じる回転性目まいのことです。

病理学コラム …………… **8**

脳幹部反射と脳死判定

　我が国において脳死とは、大脳と脳幹部（間脳・中脳・橋・延髄の総称で、生命維持に重要な機能の中枢部）の機能が不可逆的に停止した全脳死と定義されています。よく間違えられる言葉に「植物状態」がありますが、これは脳死とは異なる概念です。植物状態の場合、大脳の機能は失われていても脳幹部や小脳がまだ活動している状態を指します。

　つまり脳死の判定においては、大脳機能喪失を意味する脳波平坦化のほかに、次に挙げるような、いくつかの脳幹部反射の消失を検査する必要があるのです。

脳幹部反射消失の検査

●咽頭にチューブを挿入しても咳嗽反射や嘔吐反射がない。
●角膜を刺激しても瞬きする角膜反射がない。
●瞳孔に光を当てても対光反射がない。
●耳に冷水を入れても眼を動かす前庭反射がない。
●頭を動かしてもそれに対応して眼球を動かす眼球頭反射がない。
●顔面に痛みを与えても瞳孔が開く毛様脊髄反射がない。
●人工呼吸器を外しても呼吸中枢による自発呼吸が始まらない。

　なお脳幹部反射の消失を検査する場合は、2人以上の医師が6時間以上の間隔を置いて慎重に判定する必要があります。

第9章

腎・泌尿器・生殖器のしくみと病気

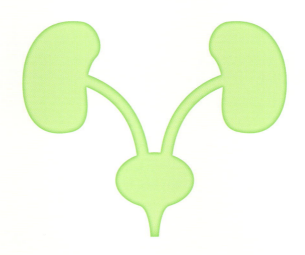

腎・泌尿器・生殖器

腎・泌尿器のしくみ

POINT
- 糸球体は血清中の物質を分子の大きさによってろ過する。
- 尿細管は物質の再吸収とともに水と電解質を調整する。
- 尿路上皮は水密性で、腎で調整された尿を体外に導く。

腎と泌尿器の働き

　腎は「老廃物の排泄器官」といわれます。ヒトは体内に発生するアンモニアの処理を行なう必要があるため、肝細胞で有害な**アンモニア**を無害な**尿素**に変換し、**泌尿器**を通じて体外に排泄しています。また、泌尿器は尿素を尿として排泄する際に、同時に尿中に排泄する水と電解質の量を厳密に調整することで、体内の**ホメオスタシス**（P.22参照）を維持するという第二の重要な役割も果たしています。

ホメオスタシスの維持は腎の大切な機能

　腎はまず**糸球体**で血液を**ろ過**して原尿をつくりますが、これは**糸球体血管**の基底膜がふるい状になっていて、分子の大きさによるろ過が行なわれます。まだ利用できる糖やたんぱく質などの物質は**近位尿細管**で再吸収されますが、近位尿細管から**ヘンレのループ**を通過するときに原尿中の水や電解質も濃度勾配や浸透圧によって大雑把に調節されます。さらに糸球体に流入する血液と尿細管から流出する原尿の比率を監視する**傍糸球体装置**という一群の細胞が**レニン・アンギオテンシン・アルドステロン系**（P.110参照）を介して**遠位尿細管**でナトリウムを再吸収します。また全身に散在する血圧、血液量、血液浸透圧を監視する細胞群がバソプレシンを介して遠位尿細管と集合管で水を再吸収し、精密な水と電解質の調整が行なわれます。最終的に生成された尿は**腎盂**から**尿管**を通して**膀胱**にためられ、**尿道**から体外に排泄されます。なおこれら尿路は、**尿路上皮**という水や電解質が漏れにくい特殊な粘膜で覆われています。

 試験に出る語句

傍糸球体装置
糸球体入口の血管内皮と尿細管上皮を含む一群の細胞。流入血液量の不足を感知するとレニンを分泌する。レニンはアンギオテンシノゲンをアンギオテンシンⅠに変換、さらにアンギオテンシン変換酵素がそれをアンギオテンシンⅡに変換する。これが副腎皮質からアルドステロンを分泌させ、遠位尿細管に作用してNaの再吸収を促進させ、細胞外液量が増加して循環血液量が回復する。

 メモ

たんぱく質生命体とアンモニア
「たんぱく質生命体」である動物（ヒトも含む）の宿命として、体内に発生するアンモニアの処理の問題がある。たんぱく質が分解されると有毒なアンモニアが発生するため、これらが体内に蓄積しないように排泄しなければならない。

尿路上皮の水密性
腺上皮や重層扁平上皮細胞は、細胞のすき間から比較的自由に水や電解質が出入りできるが、尿路上皮は腎で精密に調整された尿の組成が変わらないように、かなり水密性が高くなっている。

腎によるホメオスタシスの維持

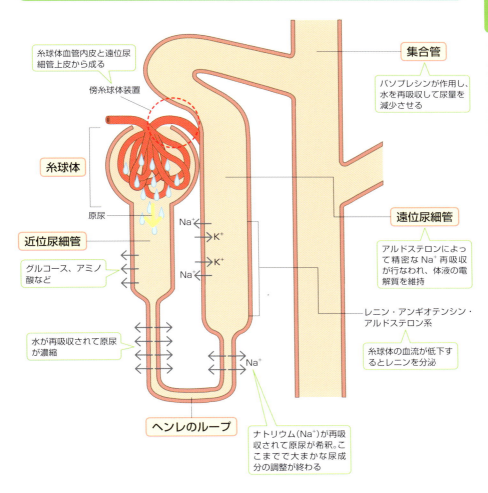

上記のほかに、心臓に流入する血液量が多すぎるときは心房ナトリウム利尿ペプチド、B型ナトリウム利尿ペプチドが尿量を増加して体液を減らす。

腎・泌尿器の病気

腎・泌尿器・生殖器

- ◆ 腎炎には糸球体腎炎と腎盂腎炎の2つのタイプがある。
- ◆ 尿の溶質や溶媒比が上昇すると尿路結石が起こりやすい。
- ◆ 大人の腎癌は腎細胞癌、小児の腎癌はウィルムス腫瘍。

腎のさまざまな疾患

腎の先天異常には両腎が癒合した**馬蹄腎**、尿細管の接合不全による**多発性嚢胞腎**、腎の先天的欠損を示す**ポッター症候群**などがあります。ポッター症候群では妊娠中に胎児が腎で尿として産生する羊水の過少を示します。

腎炎は**糸球体腎炎**と**腎盂腎炎**に大別されます。糸球体腎炎はⅢ型アレルギーを中心とした免疫異常によって糸球体血管の基底膜が破壊されるのが原因で、大量の血清アルブミンがろ過のふるいの目を通して原尿中に漏れ、高度のたんぱく尿、低アルブミン血症、浮腫を示します。腎盂腎炎は、外陰部の細菌が尿路を逆行性に遡上し、膀胱炎を経て尿管から腎盂に感染したもので、細菌の産生する発熱性物質が腎の毛細血管から体内に吸収されて高熱を発します。

腎腫瘍には大人は**腎細胞癌**（**明細胞癌**）、小児は**腎芽細胞腫**（**ウィルムス腫瘍**）があります。腎盂から尿道までの尿路上皮には**尿路上皮癌**が発生しますが、腺癌や扁平上皮癌の成分が混在することがあります。

結石は溶け切れない塩の析出

泌尿器の代表的な疾患に**尿路結石**があります。尿は尿酸塩やシュウ酸塩や炭酸塩など各種の塩を含みますが、尿に排泄される水分が減少すると、飽和した塩が尿路中に析出して結晶化します。尿路結石は夏季の発汗過多や飲水不足などで尿量が減少したときに起こりますが、高カルシウム血症のカルシウム塩や、抗がん剤治療で死滅した腫瘍細胞の核酸に由来する尿酸塩が過剰な場合にも起こります。

 試験に出る語句

糸球体腎炎
糸球体が免疫異常によるアレルギー機序によって破壊される病気で、溶血性連鎖球菌感染後のものが最も多い。また電子顕微鏡でなければ糸球体病変を検出できない微小変化型ネフローゼ症候群から、糸球体の原尿の出口が線維化して塞がれてしまう予後不良な半月体形成性糸球体腎炎など多くの型がある。

キーワード

ネフローゼ症候群
糸球体障害によって大量のアルブミンが尿中に漏出してしまうため、たんぱく尿、低アルブミン血症、浮腫の3つの徴候を示すことをネフローゼ症候群という。

 メモ

ウィルムス腫瘍の発がん
ウィルムス腫瘍の発がんに関してはWT-1、WT-2など複数の遺伝子が関与していることが知られており、中でもWT-1の存在する11番染色体の微小欠損は、目の虹彩形成に関連する遺伝子が隣接しているため、ウィルムス症候群と無虹彩が合併するなど、奇形の合併が多い小児腫瘍である。

羊水の循環

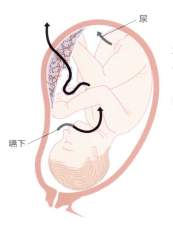

羊水は胎児が尿として排泄したもの。さらに胎児が嚥下（飲み下すこと）して消化管から吸収し、胎盤を通して母体へ戻すことにより量を調節する。

※ポッター症候群（腎無形成）では羊水減少、羊水を嚥下できない先天性食道閉鎖（P.70参照）では羊水過多。

尿路結石のしくみと種類

尿路結石は、尿に含まれるさまざまな塩が、尿路中に析出して起こる。

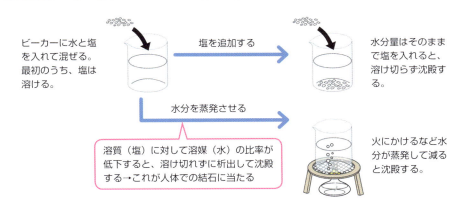

結石の種類による分類

カルシウム結石	・尿路結石の80% ・破砕療法を行なう ・シュウ酸カルシウムが析出される
尿酸結石	・尿路結石の5〜10% ・アルカリ化する薬剤で溶解療法が可能 ・尿酸過剰摂取、白血病治療後に起こる
シスチン結石	・アミノ酸代謝異常と関連している
リン酸マグネシウム・アンモニア結石	・尿路感染と関連している

生殖器のしくみ

腎・泌尿器・生殖器

POINT
- 男女の生殖器は胎生期に同じ形で発生する。
- ウォルフ管は男性、ミュラー管は女性の内性器を形成。
- 卵子は胎児の時期から排卵の準備をしている。

もともと男女は同じ形で発生する

　男女の生殖器は全く異なった形状ですが、胎児期に同じ形で腹腔内に発生します。基本構造は、**ミュラー管**と**ウォルフ管**という左右2対の管と、精巣と卵巣に分化していない**原始性腺**でできており、男女胎児に共通の構造です。性染色体XYの胎児は、Y染色体上の**精巣決定遺伝子（TDF）**が原始性腺を精巣に誘導し、**セルトリ細胞**が分泌するミュラー管抑制因子がミュラー管を抑制、またライディッヒ細胞が分泌する**アンドロステロン**（男性ホルモン）が胎児の外観を男性の形に分化させていきます。この過程で腹腔内にあった精巣は下降して陰嚢内に移動します。一方、性染色体XXの胎児は、自然にウォルフ管が退化してミュラー管が女性の内性器を形成し、外観も女性の形に分化します。

　精巣は精細管という蛇行した管の中にセルトリ細胞があり、成熟した男性ではセルトリ細胞に支えられた**精母細胞**が精子に成熟します。一方、女性の場合は母親の胎内にいるうちから将来卵子となるべき原始卵胞が卵子形成のための**減数分裂**（P.220参照）を開始しており、胎児期から排卵に至るまでの年余の期間、卵子は減数分裂の第一分裂で相同染色体が腕を絡めあった対合の状態で待機することになります。卵胞は卵巣の中で**顆粒膜細胞**に包まれて成熟を待っていますが、排卵が近づくと減数分裂を再開して、第一分裂中期の状態で排卵し、第二分裂途中に腹腔ないし卵管内で受精して受精卵として人体発生を開始します。そのときには**子宮内膜**はプロゲステロンの影響下に受精卵の着床の準備を完了しています。

試験に出る語句

子宮内膜
エストロゲンとプロゲステロンの交互の影響下に性周期を反復する。エストロゲン作用期が内膜増殖期で、プロゲステロン作用期が内膜成熟期（妊娠準備期）である。妊娠が成立しないとプロゲステロン作用が中断して内膜は月経として脱落する。

キーワード

ミュラー管とウォルフ管
主としてミュラー管が子宮や卵管など女性の内性器、ウォルフ管が精管などの男性内性器を形成する。ヒトの腎は胎生期に前腎、中腎、後腎の3つが順次発生して最後の後腎が永久腎となる。ウォルフ管は中腎の尿管として発生したもので、中腎管ともいう。

メモ

プロゲステロン
正常女性の子宮内膜はエストロゲン作用下に分泌腺の増殖を行ない、プロゲステロン作用下に分泌を行なって妊娠準備期間に入るという周期を繰り返す。受精から着床が成立するとプロゲステロン作用が持続して出産まで胎児の妊娠を支える。

生殖器の分化

生殖器は、胎児期に男女とも同じ形で腹腔内に発生し、ミュラー管とウォルフ管の発達と退化により、そこから分化していく。

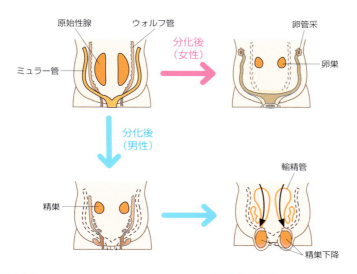

分化後（男性）
男児はY染色体上のTDF遺伝子が原始性腺を精巣に誘導し、ミュラー管抑制因子を出してミュラー管を退化させる。ウォルフ管は発達。ライディッヒ細胞が男性ホルモンを出し、男性性器を形成する。

分化後（女性）
女児は母親と同じ女性ホルモンのもと、女性の形に分化していく。ウォルフ管は退化し、ミュラー管が内性器として発達する。

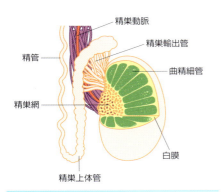

精巣の構造

精巣は、腹部の自律神経にコントロールされている。精子を形成する精細管は、精巣内の小葉にある。精子は、形成された後、精巣上体管で射精されるのを待機する間に運動機能や生殖機能を獲得する。

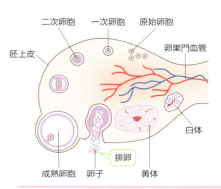

卵胞の発達過程

原始卵胞は成熟が進むと卵胞上皮に卵胞腔が形成され、卵胞液で満たされる（胞状卵胞）。卵胞は成熟の過程で卵巣の表面に移動し、その後4週間ごとに左右の卵巣から1個ずつ放出される（排卵）。

腎・泌尿器・生殖器

乳腺の良性疾患

 POINT
- 乳腺の腺腔は腺上皮と筋上皮の二重構造になっている。
- 良性疾患では腺上皮と筋上皮の二相性が保たれる。
- 乳腺症は中高年、線維腺腫は若年に多い。

正常な乳腺は腺上皮と筋上皮から成る

乳腺は胸筋上の皮下に盛り上がった脂肪組織の中に発達した母乳の分泌腺です。腺房と導管は、腺上皮の外側にある**筋上皮**という平滑筋に似た上皮細胞で覆われています。顕微鏡で観察すると腺腔の縁が二重に見え、これを腺上皮と筋上皮の**二相性**といいます。乳腺の良性疾患の代表的なものは乳腺症、乳管内乳頭腫、線維腺腫の3つですが、いずれも二相性が保たれているのが特徴です。

良性疾患は二相性が保たれている

乳腺症は腺上皮と周囲の間質の非腫瘍性増殖と萎縮を示す疾患で、ホルモンバランスの崩れ始める中年期以降に多く見られます。病変の境界部は不明瞭で、断頭分泌を示す**アポクリン腺**への化生が特徴です。**乳管内乳頭腫**は、乳管上皮が増殖して乳管内に隆起する病変で、該当部位の乳管は拡張します。**線維腺腫**は比較的若い女性に多い病変です。病変の境界部がくっきりしており、腺上皮と周囲の間質が同時に増殖しています。また、線維腺腫とまぎらわしいのが**葉状腫瘍（フィロデス腫瘍）**です。これも腺上皮と周囲の間質が同時に増殖しますが、間質の増殖が強いのが線維腺腫との違いです。間質の増殖の強さによって良性、境界悪性、悪性の3段階に分かれます。腺腔は不規則に拡張・狭窄して植物の葉脈のように見えるため、この名称で呼ばれています。なお思春期の男性でもエストロゲン作用の影響で乳腺が腫れることがあり、これを**女性化乳房**といいます。導管は見られますが、母乳を産生する腺房組織は見られません。

 試験に出る語句

エストロゲン
プロゲステロンと協同して女性の性周期を形成するホルモンで、乳腺組織にも受容体が存在している。

キーワード

二相性
乳腺のほかに汗腺、涙腺、唾液腺も腺上皮と筋上皮を持ち、二相性を示す。また前立腺も腺上皮と基底細胞を持ち、これも二相性という。これらの組織で二相性があるのは原則的に良性疾患である。

アポクリン腺
2種類ある汗腺のうちの一つ。破裂分泌（エクリン腺）と断頭分泌（アポクリン腺）に分類される。わきの下、外陰部、肛門周辺、乳輪などの特定部位にある。エクリン腺は全身に分布し、いわゆる汗を分泌する。

 メモ

乳頭腫
皮膚、消化管、喉頭などにできる腫瘍。乳房以外にもできる。病理の形態学的診断では乳頭という言葉が定見なく使われているが、本来は乳腺の乳頭のように表面へ隆起しているという意味。

腺上皮と筋上皮の二相性

腺上皮と筋上皮の二相性が保たれているのは原則的に良性疾患である。

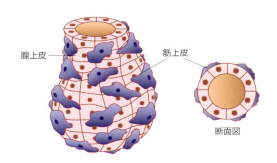

エクリン腺とアポクリン腺

腺上皮は分泌様式によって破裂分泌（エクリン腺）と断頭分泌（アポクリン腺）に分類される。

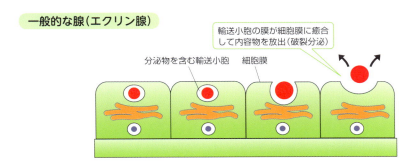

第9章 腎・泌尿器・生殖器のしくみと病気

腎・泌尿器・生殖器

乳癌

POINT
- 乳癌には腺上皮と筋上皮の二相性が見られない。
- 導管に由来する導管癌が多数を占める。
- 世界的な治療の標準化が進んでいる領域である。

乳癌は二相性が失われている

　まれな肉腫を除き、乳腺の悪性腫瘍の大部分は**乳癌**です。高カロリーで肉食中心の欧米型の食生活が発がんに関与し、遺伝的な素因も大きいとされます。導管から発生する**導管癌**と、母乳を産生する腺房から発生する**小葉癌**がありますが、ほとんどの症例は導管癌です。乳房を4つに分けると、乳癌は外側上方の腋窩側に最も多く見られ、顕微鏡観察では腺上皮と筋上皮の二相性（P.204参照）が見られません。また小葉癌は小型の腫瘍細胞が数個ずつの小さな集団となって浸潤するので、診断が難しいがんの一つです。

乳癌は標準化治療が進んでいる

　乳癌は最も標準化治療の進んだ癌の一つで、手術、**化学療法**、**ホルモン療法**、**分子標的療法**が4本の柱になっています。最近の手術は乳房全摘出ではなく、部分切除で**乳房温存**を図る術式が主流です。また、アンスラサイクリンやタキサンなどの優れた抗がん剤が使用されるようになり、乳房温存手術を施行後に取り残した可能性のある癌細胞に術後化学療法を併用することが多くなりました。癌細胞が**エストロゲン受容体**を持っていればエストロゲン作用を遮断することで増殖を抑えることができます。病理組織標本で免疫組織化学染色を行ない、エストロゲン受容体陽性であれば、タモキシフェンなどの受容体阻害薬剤を投与します。さらに癌細胞の浸潤に関与するHER2たんぱくが陽性であれば、HER2に対する**モノクローナル抗体（ハーセプチン）**を投与する**分子標的療法**も行なわれます。

試験に出る語句

モノクローナル抗体
単一の抗体産生細胞のクローンが産生する抗体。唯一の抗原にのみ特異的に結合する。癌の浸潤を規定するHER2たんぱくに対する抗体（ハーセプチン）は、これに結合して活性を抑えることで治療効果を現す。

キーワード

乳房温存
乳房は体の表面にある臓器なので比較的手術はしやすいが、逆に患者にとっては乳房を全部摘出されることによる社会的損失（例えば銭湯や温泉入浴など）も大きい。そこで術後の化学療法なども含めた縮小手術で乳頭を含む健常乳房を残すことを乳房温存という。乳癌の部位や進行期によっては乳房温存が不可能な例もある。

メモ

標準化治療
毎年スイスのザンクトガレンに世界各地の乳癌治療の専門家が集まり、最新の治療データを基にして治療方針の合意を取っている。特に先進国ではどこでも同じ水準の診療が受けられる。

乳癌の治療

乳癌は最も標準化治療の進んだ癌の一つで、手術、化学療法、ホルモン療法、分子標的療法の4つが主な治療法とされている。

手術

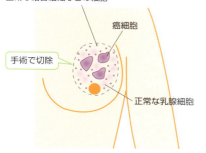

最近は部分切除により乳房温存を図る術式が主流となっている。

化学療法（放射線治療）

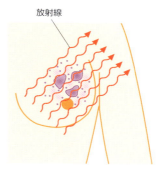

正常な細胞も癌細胞も無差別にたたく。細胞分裂期がどの細胞にとっても最も脆弱な時期。正常な細胞に比べて癌細胞は増殖速度が速いので、放射線に対する感受性が高い。

ホルモン療法

エストロゲン感受性のある細胞を選択的にたたく。

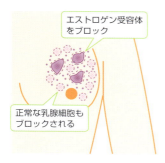

エストロゲン受容体をブロックして、エストロゲンで増殖できないようにする。正常な乳腺細胞もブロックされる。

分子標的療法

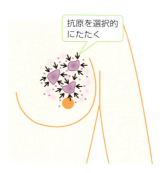

癌細胞だけが表面に持っている抗原を選択的にたたく。

腎・泌尿器・生殖器

子宮癌

POINT
- 子宮癌は頸癌と体癌に分けられる。
- 子宮頸癌はヒト乳頭腫ウイルス（HPV）が原因である。
- 子宮体癌は過剰なエストロゲン作用が原因である。

子宮頸癌は HPV 感染が原因

　子宮は外側から順に**重層扁平上皮**、**粘液腺上皮（頸管腺上皮）**、**子宮内膜（内膜腺上皮）**で覆われています。子宮癌には、重層扁平上皮と頸管腺上皮の境界部に発生する**子宮頸癌**と、子宮内膜に発生する**子宮体癌**があります。

　子宮頸管腺は粘液を分泌して子宮腔内を防護していますが、細菌感染などの刺激で重層扁平上皮化生が起こり、これを繰り返すうちに**ヒト乳頭腫ウイルス（HPV）**に感染すると子宮頸癌を発生します。しかし、ただちに癌になるのではなく、まずHPVに感染した細胞が**異形成**という前癌病変を経て**上皮内癌（CIS）**になり、さらに浸潤癌へ発展します。子宮頸部にはまれに腺癌も発生しますが、大部分は扁平上皮癌で、どちらもHPV感染が原因です。HPVには多くの型が存在し、子宮頸部に感染するもので特に16型と18型など浸潤癌に発展する確率が高いものを**高リスク群**と呼びます。一方6型と11型など異形成から正常な状態に戻ることが多いものを**低リスク群**と呼びます。

　子宮体癌は子宮内膜に発生する腺癌です。子宮内膜はエストロゲンによって内膜腺の増殖が、プロゲステロンによって間質の成熟が促進されます。2つの女性ホルモンが排卵ごとに妊娠準備の性周期を形成していますが、閉経が近づくとプロゲステロン分泌が減少してエストロゲンによる内膜腺増殖作用が過剰になり、**内膜増殖症**という前癌病変を経て腺癌に発展します。その他、経口避妊薬服用などエストロゲンが単独で過剰に作用する状態が続くと、子宮体癌の原因になります。

試験に出る語句

女性ホルモン
卵巣や妊娠中の胎盤から分泌されるステロイドホルモン。脳下垂体前葉によって調節される。女性の第二次性徴の発達と子宮内膜を増殖させるエストロゲンと、妊娠の準備と維持の作用を示すプロゲステロンの2つに大別される。

キーワード

異形成
光学顕微鏡で観察した細胞や組織の形態が、正常とは異なることを異型といい、まだ癌といえない細胞が将来、癌に発展すると予測できる異型を示すことを異形成という。現在ではほとんど前癌病変という意味で用いられる。

上皮内癌
異形成を経て癌になった細胞がまだ上皮内から間質に浸潤を示していない状態。つまり悪性腫瘍の特徴の一つである浸潤性発育が未然にとどまっている。

メモ

頸癌ワクチン
HPVによる感染を防御する目的のワクチン。副作用も社会的に問題となっている。

子宮癌の発生母地となる上皮

子宮癌は、頸管腺上皮と炎症などで扁平上皮化生した部分の境界部などの上皮が母地となる。

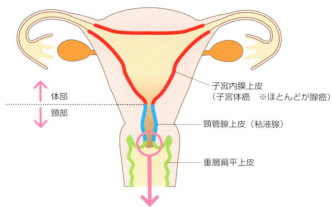

本来、頸管腺上皮で覆われている部分と、炎症などにより扁平上皮化生した部分の境界部に子宮頸癌は発生する。ほとんどが扁平上皮癌。

子宮頸部腫瘍性病変の模式図

子宮頸部の扁平上皮化生と頸管腺上皮の境界部の扁平上皮が HPV 感染により異型を示すようになる。

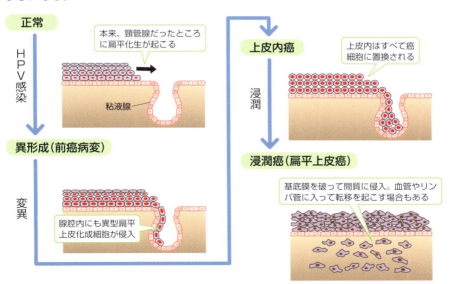

腎・泌尿器・生殖器

卵巣癌

POINT
- 卵巣腫瘍の発生母地は被膜、間質、胚細胞である。
- 上皮性腫瘍には境界悪性病変という良性と悪性の中間領域がある。
- 胚細胞腫瘍はきわめて多様な組織型を呈する。

卵巣癌の発生母地は3種類

　卵巣は卵子の成熟と排卵を行なう器官です。表面を覆う被膜、間質（性腺では特に**性索**といいます）、卵子（胚細胞）の3つの成分からそれぞれ腫瘍が発生します。

　卵巣被膜は腹膜中皮で覆われており、これが上皮に化生した部分から上皮性腫瘍が発生します。上皮性腫瘍は**漿液性腫瘍**、**粘液性腫瘍**、子宮内膜腺に類似した**類内膜腫瘍**、ミュラー管の遺残から発生する**明細胞腫瘍**、移行上皮（尿路上皮）に類似した組織から発生する**ブレンナー腫瘍**の5つに分類され、それぞれ悪性（漿液性腺癌など）と良性（漿液性腺腫など）の中間に**境界悪性病変**というカテゴリーがあります。間質腫瘍は卵子の成熟と排卵を支持する細胞に由来する腫瘍で、卵子を直接保護している顆粒膜細胞から発生する**顆粒膜細胞腫**、その外側を覆う莢膜細胞から発生する**莢膜細胞腫**、一般的な線維性結合組織から発生する**線維腫**の3つがあります。

胚細胞腫瘍にはさまざまな種類がある

　胚細胞は将来精子とともに受精卵としてさまざまな組織に分化して一つの個体をつくり上げる細胞で、精巣の胚細胞腫瘍と同じ腫瘍が発生します。**未分化胚細胞腫（性上皮腫）**、**卵黄嚢腫瘍**、**胎児性癌**、**絨毛癌**、**奇形腫（皮様嚢腫）**などの種類があり、特に奇形腫は2つ以上の胚葉に由来する組織が混在する腫瘍です。皮膚や神経組織（外胚葉）、平滑筋や骨や軟骨（中胚葉）、気管支上皮や甲状腺（内胚葉）などを含み、卵子に由来する腫瘍といえます。

 試験に出る語句

胚細胞
卵子と精子のことで、染色体23本分、いわゆる1倍体のゲノムを持った細胞。

 キーワード

卵子の支持組織
卵子は胎児期に減数分裂第一分裂の途上で止まって、卵巣内で排卵まで待機するが、直接卵子を包んでいる顆粒膜細胞は排卵後も精子が侵入する前後まで放線冠として残る。この外側を莢膜細胞が包み、ここで黄体化ホルモンの刺激でアンドロステロン（男性ホルモン）が産生され、それが顆粒膜細胞に移行してアロマターゼによってエストロゲンに変換される。

 メモ

精巣と卵巣は胚細胞を成熟させる器官で、胎児期には同じ原始性腺から発生するので、基本的に同じ腫瘍が見られる。胚細胞腫瘍が精巣にもある程度見られるのに対し、上皮性腫瘍や間質腫瘍が精巣に少ない。これは卵巣のように排卵によって表面の組織が傷つけられることがないため、あるいは発生後に陰嚢内に下降して体温に曝露されることがないためと考えられている。

卵巣の組織模式図

卵巣は卵子の成熟と排卵を行なう器官。表面を覆う被膜、間質、卵子の3つの成分に分かれて、さまざまな腫瘍が発生する。

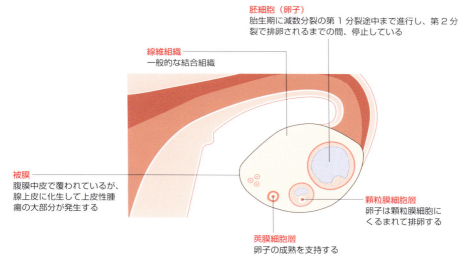

胚細胞（卵子）
胎生期に減数分裂の第1分裂途中まで進行し、第2分裂で排卵されるまでの間、停止している

線維組織
一般的な結合組織

被膜
腹膜中皮で覆われているが、腺上皮に化生して上皮性腫瘍の大部分が発生する

顆粒膜細胞層
卵子は顆粒膜細胞にくるまれて排卵する

莢膜細胞層
卵子の成熟を支持する

卵巣腫瘍の分類

卵巣腫瘍は次のように分類できる。特に漿液性腫瘍と粘液性腫瘍は、良悪性境界病変が問題である。

上皮性腫瘍	卵巣の被膜は厳密には上皮ではないが、上皮様の組織に化生して腫瘍化すると考えられる。
漿液性腫瘍	漿液性腺癌、漿液性腺腫
粘液性腫瘍	粘液性腺癌、粘液性腺腫
類内膜腫瘍	類内膜腺癌
明細胞腫瘍	明細胞腺癌
ブレンナー腫瘍	ブレンナー腺癌
性索間質腫瘍	
顆粒膜細胞腫、莢膜細胞腫、線維腫	
胚細胞腫瘍	
未分化胚細胞腫（精巣では精上皮腫とよばれる）、卵黄嚢腫瘍、胎児性癌、絨毛癌、奇形腫（皮様嚢腫）	

前立腺肥大と前立腺癌

腎・泌尿器・生殖器

POINT
- 前立腺過形成は内腺、前立腺癌は外腺に発生する。
- 前立腺癌では腺腔の二相性が失われている。
- 前立腺癌は骨転移が多い。

前立腺肥大は正確には前立腺過形成

　前立腺は膀胱出口で尿道を締め付ける位置にある腺組織です。尿道周囲の**内腺**とその外側の**外腺**の2層から成ります。外腺は前立腺で精液の合成に関与し、内腺は膀胱頸部尿道に付随します。**前立腺肥大**は病理学的には**前立腺過形成**と呼ばれます。加齢現象の一つで、内腺の腺管や間質の細胞が増加する疾患です。前立腺の腺腔は導管上皮の外側に基底細胞層を伴っていわゆる二相性を示しますが、前立腺過形成では二相性を保ったまま増殖します。

腫瘍マーカーである前立腺特異抗原

　前立腺癌は外腺から発生し、癌細胞は基底細胞を伴わずに増殖しています。乳癌同様、高カロリーで肉食中心の欧米型の食生活が発がんに関与しています。遺伝的な素因も大きく、比較的高齢者に多い癌です。特異的な腫瘍マーカー（P.46参照）として、**前立腺特異抗原（PSA）**があり、スクリーニングに使われています。患者は高齢者が多いため、分化度の高い前立腺癌に対しては手術を行なわず、ホルモン療法のみで治療することもあります。前立腺癌の転移は骨転移が多く、他の悪性腫瘍の骨転移では骨組織を破壊するものがほとんどであるのに対し、前立腺癌の骨転移は骨組織を形成し、転移巣が大理石のように硬くなります。また前立腺には微小癌が多いのも特徴で、直径数ミリ以内で境界明瞭な被膜に包まれたまま長年にわたって浸潤も転移も起こさないものもあります。それらは前立腺過形成など他の疾患の手術時に偶発的に発見されます。

試験に出る語句

前立腺特異抗原（PSA）
前立腺から分泌される特異性たんぱく。前立腺癌だけでなく、炎症や過形成でも血清中に増加するので、診断確定のためには前立腺針生検が必要。国家試験にはPSAという略号しか出題されない。

キーワード

肥大と過形成
肥大とは個々の細胞の容積が増えること。過形成は細胞の数が増えること。一般の人が前立腺肥大と呼ぶ疾患は、病理学的に正しくは前立腺過形成と呼ぶ。

メモ

微小癌
大きさが1cm以下、数ミリ程度の小さな癌で、場合によっては生涯気づかれないこともある。前立腺と甲状腺に多い。他の疾患での手術材料に見つかったものを偶発癌、病理解剖検体の検索中に発見されたものをラテント癌と称する。

前立腺の病変

前立腺肥大症と前立腺癌は、どちらも加齢とともに増加する男性の病気だが、発生する場所も性質も異なる。

前立腺の位置

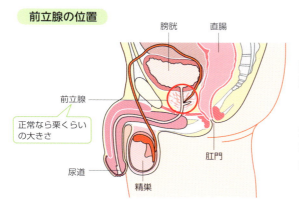

正常なら栗くらいの大きさ

内腺
膀胱頸部尿道に付随する。

外腺
本来の前立腺。精液の合成にかかわる。

正常

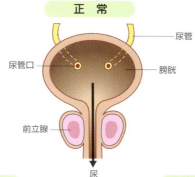

前立腺肥大

内腺が大きくなり、尿道を圧迫する。

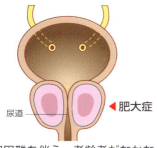

排尿困難を伴う。老齢者がなかなか排尿できないのは肥大症による。

前立腺癌

外腺から発生。骨転移が多い。

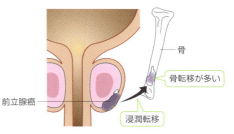

外腺から発生するので、排尿困難は起こしにくい。

213

腎・泌尿器・
生殖器

糸球体腎炎と腎盂腎炎

POINT
- ◆ 糸球体腎炎は免疫複合体が関与する糸球体障害である。
- ◆ 糸球体腎炎でネフローゼ症候群が起こる。
- ◆ 腎盂腎炎は病原細菌が尿路を逆行する感染症である。

糸球体腎炎は免疫異常等による基底膜破壊

　腎炎には性質の異なる2つのタイプがあります。**糸球体腎炎**は、腎の糸球体の基底膜に抗原抗体複合体が沈着して血液をろ過するふるいが壊れたり、糸球体血管の炎症などで糸球体機能が障害されたりするものです。病原体による直接損傷が原因ではありません。**急性糸球体腎炎**は、溶血性連鎖球菌に感染した後の菌体抗原の免疫複合体が関与し、比較的予後が良好なものが多いですが、まれに血管炎で糸球体からの原尿の出口に半月形の線維化が形成されて予後が不良な**急速進行性糸球体腎炎**もあります。**慢性糸球体腎炎**には、糖尿病に合併する**糖尿病性腎症**、全身性エリテマトーデスに合併する**ループス腎炎**のほか、IgAによる免疫複合体が沈着する**IgA腎症**、電子顕微鏡でなければ病変を検出できない**微小変化型ネフローゼ症候群**、メサンギウム細胞が増殖する**膜性増殖性腎炎**など原因不明なものも含まれます。糸球体腎炎では糸球体でのろ過が障害されて大量の血漿たんぱく（特にアルブミン）が尿中に漏出するため、高度のたんぱく尿、低アルブミン血症、及びそれに伴う血漿浸透圧低下による浮腫が起こります（**ネフローゼ症候群**）。

　一方、**腎盂腎炎**では外陰部尿道口付近の細菌が尿道を逆行して膀胱炎を起こし、さらに尿管を逆行して腎盂に感染します。通常は尿の流れがあるため細菌の遡行は阻止されています。しかし尿量の減少があると細菌は尿道を遡行して膀胱に至り、さらに尿管にも狭窄などで尿の停滞があれば細菌は容易に腎盂まで到達します。腎盂腎炎に至った患者は、細菌の出す発熱物質で体温が上昇します。

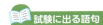 試験に出る語句

免疫複合体
抗原抗体反応の結果生じた複合体のこと。これが組織に沈着することで生じるのがⅢ型アレルギーである。

 キーワード

糖尿病性腎症
特にⅡ型糖尿病の慢性合併症の一つ。糖尿病による血管障害により、腎症の他に網膜症と末梢神経障害が起きるが、これらを糖尿病の三大合併症という。

 メモ

糸球体の細胞
ボウマン嚢の中に収まった毛細血管の束を糸球体というが、この毛細血管内皮には無数の小孔がふるい状に空いている。この毛細血管外を足細胞という上皮細胞が複雑に突起を絡め合わせており、さらにこの毛細血管を束ねているのがメサンギウム細胞である。微小変化型ネフローゼ症候群は電子顕微鏡で観察すると、足細胞の突起が癒合している。

糸球体腎炎と腎盂腎炎

腎炎は糸球体腎炎と腎盂腎炎の2つのタイプに分かれます。

糸球体腎炎

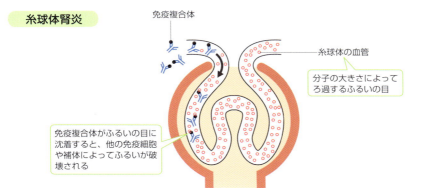

腎盂腎炎

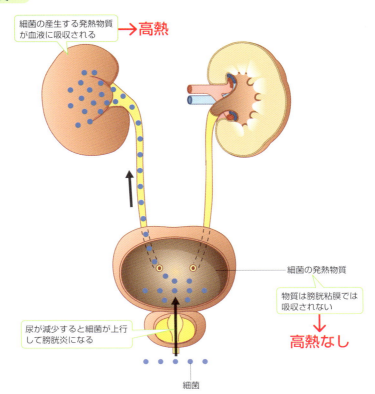

水腎症

POINT
- 水腎症は尿路閉塞に伴う最終的な腎盂拡張である。
- 膀胱尿管逆流も水腎症の原因になり得る。
- 水腎症は腎不全と腎盂腎炎をもたらす。

水腎症は尿路閉塞から腎盂が拡張した状態

　水腎症とは尿路の狭窄や閉塞に伴う腎の最終病態です。結石や腫瘍による尿路の狭窄、特に流路が非常に狭くなっている尿管の閉塞によるものが多いですが、前立腺過形成や異物挿入などによる尿道の狭窄も最終的には両側の水腎症に至ります。また、膀胱にいったん貯留した尿は通常は尿管と膀胱の結合部が弁の作用をして逆流を防いでいますが、ここに異常があると腹圧の上昇で容易に尿管へ逆流します（膀胱尿管逆流）。尿が先へ進めない点では狭窄と同じ負の効果をもたらしますが、膀胱や腎盂など比較的余裕のあるスペースの病変では簡単に狭窄は起こりません。

水腎症は腎不全と腎盂腎炎を起こす

　尿路系は、腎で産生された尿が重力で膀胱へしたたり落ちるといった構造ではなく、消化管と同じように尿路の壁にある平滑筋が蠕動運動をして尿を下流へと流しています。尿路の一部に狭窄や逆流があると、そのすぐ上の平滑筋が代償性に肥大し、より強い力で尿を下流へ流そうとします。さらに代償が破綻すると尿路はその部分で拡張してしまい、その上部の平滑筋が代わって代償しようとします。この代償の破綻と尿路の拡張の変化が順次上流へ移っていき、最終的に腎盂に及んだ状態が水腎症です。

　その後は腎実質が拡張した腎盂と腎の被膜に挟まれて萎縮し、透析が必要な腎不全の状態になります。また最初の狭窄部より上流では尿流が停滞するため容易に細菌の逆行性感染を許して腎盂腎炎を合併しやすくなります。

試験に出る語句

腎不全
さまざまな原因で主として腎における水と電解質の調節能力が低下した状態。水腎症もその原因の一つ。

キーワード

尿路
腎で生成した尿が排泄されるまでの尿路上皮で覆われた管腔。腎盂から尿管を上部尿路、膀胱から尿道を下部尿路ともいう。いずれの部分の尿流の停滞や逆流も水腎症の原因になり得る。

腎実質
糸球体や尿細管など、血液をろ過して尿をつくる機能を担う部分をいう。

メモ

膀胱尿管逆流
膀胱の厚い筋層内を尿管が貫通する部分は平滑筋の構造が繊細であり、いったん膀胱に落ちた尿の逆流を防止する弁の構造になっている。ここに先天的な筋層の異常があると腹圧が加わった時に逆流が起こる。小児の水腎症の大部分は膀胱尿管逆流が原因である。

腎盂造影検査
腎臓や膀胱に異常がないかは、静脈内投与した造影剤による腎盂造影を行なって検査する。

水腎症のメカニズム

水腎症は尿路の狭窄や閉塞に伴う腎の最終病態。代償破綻と尿路の拡張により、腎不全や腎盂腎炎をもたらす。

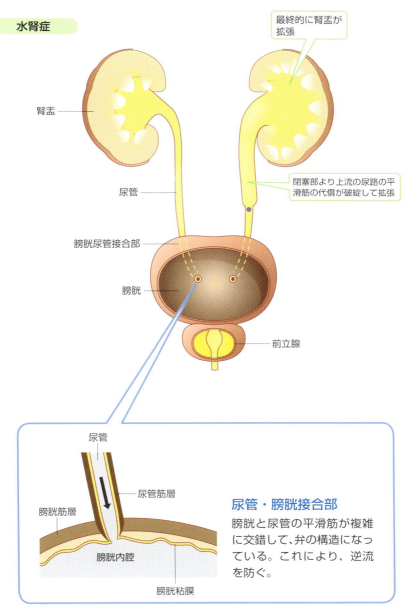

病理学コラム　…………　9

子宮頸部病変と細胞診の進化

　子宮頸部の異形成から上皮内癌を経て浸潤癌に至る病変を、特に子宮頸部病変と総称することがあります。この一連の子宮頸癌関連の病変の診断で「細胞診」という検査が活躍していることを聞いたことがあるかもしれません。

　細胞診を一言でいえば、からだの表面から剥がれた細胞、こすり取った細胞、体液中に浮遊している細胞などを集め、スライドガラスに塗りつけた標本を染色して、顕微鏡で観察する技術です。からだの一部を切り取って採取した検体をそのままホルマリンなどで固定して標本にする「組織診」という技術に比べて、比較的簡単に、患者さんへの侵襲も少なく検体を採取できます。そのため、病気の早期発見のためのスクリーニング検査には大変有効な検査といえます。

　子宮頸癌は、我が国で年間1万人以上の女性が発症し、まだこれから癌になっていく前癌病変の異形成まで含めると、さらに大勢の女性が罹患していると考えられます。

　子宮頸部の細胞採取は患者さんへの侵襲がきわめて小さいこと、さらに細胞診では前癌病変から浸潤癌までの各段階の細胞の形態変化を的確にとらえられることから、子宮頸癌の早期発見の手段として細胞診が開発され、長足の進歩を遂げてきました。現在では子宮頸癌以外の病変にも広く応用されるようになりましたが、細胞診は子宮頸癌のスクリーニングをベースに発展してきたといっても過言ではありません。

第10章

遺伝の
しくみと病気

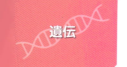

遺伝のしくみ

- 生物の形質は一対2個の遺伝因子によって子孫に伝わる。
- ヒトの細胞は常染色体と性染色体で構成される。
- 遺伝とはDNAを次の世代に引き継ぐことである。

DNAの伝達によって「子は親に似る」

「なぜヒトの子はヒトなのか？」「なぜ子は親に似るのか？」といった遠い昔からの人々の疑問を解決するきっかけとなったのは、メンデルによって1865年に発表された遺伝の法則でした（**メンデルの法則**）。生物の形質は一対2個の遺伝因子（遺伝子）によって決まり、これらの因子は1個ずつに分離して次世代に伝えられます。これを**分離の法則（メンデルの第1法則）**といいます。

この分離の法則の重要な点は、一対2本の染色体が1本ずつに分離する**減数分裂**です。ヒトの細胞は46本の染色体を持っています。その内訳は、性別に関係ない1番から22番までの**常染色体**が2本ずつ計44本と、男女の性を決定する**性染色体**（XXが女、XYが男）の2本です。**染色体**とは、細胞分裂に際して核内にあるDNAが凝集した棒状（棹状）の構造体のことをいいます。なお、染色体は光学顕微鏡で観察することが可能です。DNAの分子はこの染色体に乗って均等に次の細胞に受け継がれ、細胞は正確に自分と同じDNAを持った細胞を複製していきます。

この同じ番号の染色体同士を**相同染色体**といいますが、一方は父親から、もう一方は母親から受け継ぎます。さらに精子や卵子を形成する減数分裂では、一対2本の相同染色体を1本ずつに分離することで、DNAの量も正確に半分にして次の世代に託します。こうして精子と卵子が合体した受精卵では相同染色体が再び一対2本そろうこととなり、父母が次の世代の個体に託したDNAによって形質が再現されます。

試験に出る語句

染色体
細胞の核内にあり、細胞分裂の際に棒状の構造体として観察される遺伝情報の担い手。核内の塩基性色素によく染まる物質を染色質（クロマチン）と名付けたことから、染色質が固まったものという意味で染色体という。染色体は「DNAの乗り物」と例えられる。

キーワード

遺伝子
染色体中に一定の順序で配列され、それぞれが1つずつの遺伝形質を決定し、両親から子孫へ、細胞から細胞へと伝えられる因子。DNAとほぼ同義。

メモ

メンデルの第2法則
相同染色体上の同じ番号には、ある形質を決定するDNAがペアで存在する。これがメンデルの提唱した一対2個の遺伝因子に相当する。「対になったDNAには作用の強弱がある」というのがメンデルの優性劣性の法則である。

メンデルの第3法則
異なる相同染色体上にあるDNAについては、分離の法則と優性劣性の法則が独立して成立する。これが独立の法則である。

減数分裂

減数分裂とは、生物細胞の核分裂の一形式で、2回の連続した核分裂によって染色体数が半減することをいう。

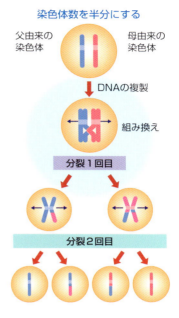

メンデルの法則

植物（エンドウ豆）の葉の色で遺伝子の組み合わせを可視化すると、以下のようになる。

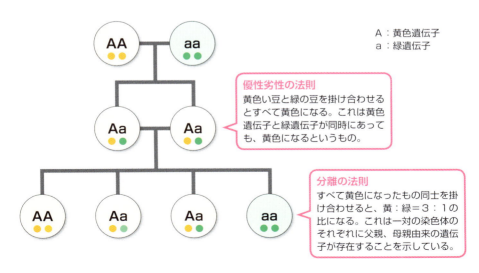

A：黄色遺伝子
a：緑遺伝子

優性劣性の法則
黄色い豆と緑の豆を掛け合わせるとすべて黄色になる。これは黄色遺伝子と緑遺伝子が同時にあっても、黄色になるというもの。

分離の法則
すべて黄色になったもの同士を掛け合わせると、黄：緑＝3：1の比になる。これは一対の染色体のそれぞれに父親、母親由来の遺伝子が存在することを示している。

遺伝

主な遺伝の病気

- ◆遺伝病は一定の法則に従って親から子へ伝わる疾患。
- ◆遺伝の病気はDNAの突然変異によって起こるものもある。
- ◆ミトコンドリアDNAの異常によって起こる病気もある。

DNAの異常は一定の法則で子へ遺伝する

　遺伝病とは親から子へDNAの異常が一定の法則に従って伝達される疾患の総称です。

　親から子へ疾患が遺伝する法則はいくつかあります。まず、DNAの1カ所に**突然変異**があって起こる疾患は、**メンデルの法則**に従って遺伝するため、**メンデル病**または**遺伝子病**と呼ばれます。突然変異を起こしたDNAが1番から22番までの常染色体上にあって優性に発病するものを**常染色体優性遺伝病**、劣性に発病するものを**常染色体劣性遺伝病**、X染色体上にあって劣性に発病するものを**X連鎖劣性遺伝病（伴性劣性遺伝病）**といいます。

ミトコンドリアにも遺伝子がある

　親の細胞が持つDNAは、**減数分裂**によって23本の染色体のセット（**ゲノム**）になって受精卵にもたらされますが、このとき、精子または卵子が運んできた染色体の数や大きさに過不足があると、その分DNAの量にも過不足が生じます。すると受精卵は正常な発生を遂げられなくなります。これを**染色体異常**といいます。また、複数の遺伝子がかかわっている遺伝病を**多因子遺伝病**といい、高血圧や糖尿病などもこの多因子遺伝病の一種です。

　ここまでに挙げた病気は細胞の核内DNAの遺伝ですが、細胞質にあるミトコンドリアにもDNAが存在します。受精卵は卵子のミトコンドリアを受け継ぐため、**ミトコンドリア遺伝子異常**は母親からのみ子に伝達し、脳や筋肉、肝臓など、ミトコンドリアの代謝が盛んなところに現れます。

試験に出る語句

突然変異
DNAはアデニン（A）、チミン（T）、グアニン（G）、シトシン（C）の4種類の塩基が直鎖状に配列している。この塩基配列が3個ごとに1個のアミノ酸を指定しているので、もし1個の塩基が別の塩基に置換されてしまった場合、その部分が元々指定していたアミノ酸の種類が異なってしまう。これを遺伝子の突然変異という。

キーワード

ゲノム
精子や卵子に託された22本の常染色体とXまたはY染色体の1セットをゲノムといい、ゲノムが2セットそろって受精卵はヒトとして発生を始める。ゲノム1セットを持つ精子や卵子のような細胞を1倍体、2セットを持つ受精卵のような細胞を2倍体という。

メモ

遺伝子異常と遺伝病
癌や膠原病などもその背景に遺伝子（DNA）の異常があることがよく知られている。しかしこれらの疾患は一定の法則に従って親から子へ伝達されるわけではないので、遺伝病（遺伝性疾患）とは呼ばない。

親から子へと疾患は遺伝する

親から子へ遺伝する「遺伝の病気」には、先天的なものと、先天的要素と後天的要素が合わさって起こるものがあり、主に3種類に分けることができる。

遺伝子病のタイプ	主な特徴
遺伝子病 （メンデル病）	● 先天性代謝異常症という代謝系の疾患が多く、一つの遺伝子に欠陥があることが原因で発病する。 ● 父親または母親の持つ遺伝子の変異の受け継がれ方によって、常染色体劣性遺伝・常染色体優性遺伝・X連鎖劣性遺伝などに分かれる。
染色体異常	● 精子や卵子の配偶子を形成する減数分裂の際、相同染色体がきちんと1本ずつに分離しないと、受精卵でその染色体が1本過剰（トリソミー）になったり、不足（モノソミー）になったりする。 ● 両親の染色体に転座や欠失など染色体の形に異常があると、その部分に乗っているDNAの量が過剰（部分トリソミー）になったり、不足（部分モノソミー）になったりする。
多因子遺伝病	● 複数の遺伝子が疾患を引き起こす方向に作用する力の和が、一定以上になったときに発病する。病気の家系といわれるような比較的ありふれた疾患（糖尿病、高血圧、癌など）に多く、食事など環境要因も関与する。 ● 高血圧や糖尿病、がんなどが代表疾患。

受精とミトコンドリア遺伝

ミトコンドリアは独自のDNAを持っており、受精卵は卵子のミトコンドリアを受け継ぐため、ミトコンドリアDNAの異常は母親からのみ子に伝達される。

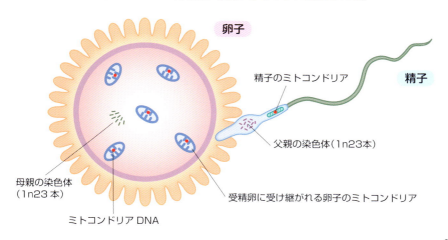

第10章　遺伝のしくみと病気

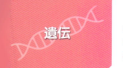

遺伝子病

- ◆ DNAの突然変異のため正常なたんぱく質が合成されない。
- ◆ 遺伝子病はメンデル病とも呼ばれる。
- ◆ ほとんどの疾患はメンデルの法則に従って遺伝する。

DNAの突然変異が原因

　遺伝情報はDNAからRNA（細胞内の核酸）へと転写され、さらにたんぱく質へと伝達されます。この遺伝情報の流れを「生物の中心定理」と呼びます。生物はこれによって自らの構成成分であるたんぱく質をつくり続けています。しかし、この基本設計図ともいえるDNAの塩基配列の異常があると、そのまま保存されてしまい、メッセンジャーRNA（遺伝子を転写して運ぶRNA）にそのまま転写されます。すると、さらにたんぱく質への伝達過程で誤ったアミノ酸配列を指定することになります。その結果、正常なたんぱく質がつくれないことが原因で症状が出ることがありますが、それらは遺伝子病と総称されます。なおこの遺伝はメンデルの法則に従うため、遺伝子病はメンデル病と呼ばれる場合もあります。

優性遺伝病や劣性遺伝病

　常染色体優性遺伝病のマルファン症候群は、フィブリリンというたんぱく質を指定するDNAの突然変異によって起こる疾患です。組織の弾力を保つ機能が障害され、解離性大動脈瘤や、目の水晶体脱臼などを起こしやすくなります。また常染色体を劣性遺伝するフェニルケトン尿症は、フェニルアラニンというアミノ酸を代謝する酵素たんぱく質を指定するDNAの突然変異によって起こる疾患です。アミノ酸を正常な生化学経路で分解することができず、その結果、異常な物質が体内に蓄積して知能障害などの症状を引き起こします。

試験に出る語句

先天性代謝異常症
生体内の糖、アミノ酸、脂質、核酸、金属などの代謝を行なう酵素たんぱく質がDNAの異常により正常な機能を果たせないために、異常物質蓄積などの症状を起こす一群の疾患の総称である。

キーワード

生物の中心定理（セントラルドグマ）
生物の遺伝情報はDNAに保持され、それがメッセンジャーRNAに転写され、さらにたんぱく質に翻訳されるという分子生物学上の基本概念のことである。

メモ

メンデルの法則に従う常染色体優性遺伝病には、マルファン症候群、軟骨形成不全、ハンチントン舞踏病、家族性大腸腺腫症などがある。常染色体劣性遺伝病には、フェニルケトン尿症、メープルシロップ尿症、ホモシスチン尿症などがあり、多数の先天性代謝異常を含む。また、X連鎖劣性遺伝病（伴性劣性遺伝病）には、色覚異常、ドゥシャンヌ型筋ジストロフィー症、血友病、先天性無ガンマグロブリン血症などがある。

さまざまな遺伝病

遺伝子病は、DNA 塩基の突然変異によるたんぱく質の機能不全が原因であり、症状を引き起こす遺伝子が優性・劣性のどちらに作用するかによって、以下の３つに分けられる。

常染色体優性遺伝病

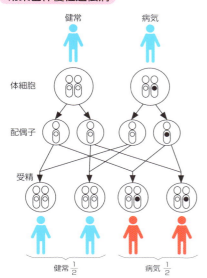

常染色体劣性遺伝病

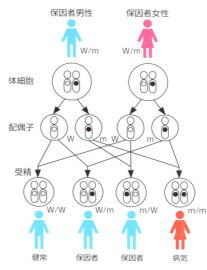

X連鎖劣性遺伝病

母が保因者である

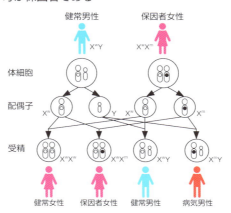

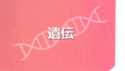

染色体異常

- ◆染色体異常は精子と卵子から受け取るDNAの過不足が原因。
- ◆トリソミー型ダウン症候群は21番染色体の異常が原因。
- ◆各染色体の数や大きさの異常が共通の症状に結びつく。

ダウン症は21番染色体の不分離が原因

　染色体とは、細胞分裂で核内のDNAを均等に分割するために核内にあるDNAが凝集した棒状（棹状）の構造体のことで、「公平にDNAを分与するための梱包」と例えられます。配偶子（精子と卵子）を形成する細胞分裂（**減数分裂**）では、各染色体のペアが1本ずつに分離し、染色体数が半分の23本になって精子と卵子に受け継がれ、受精時に再び2本ずつがそろって46本になります。

　しかし、例えば卵子で21番の相同染色体のペアが減数分裂で分離できない（**不分離**）と、卵子は21番染色体を2本持つことになり、これが正常な精子と受精することで、受精卵では21番染色体が3本存在することになります。これが**トリソミー型ダウン症候群**の原因です。不分離による異常は13番と18番にも見られますが、21番以外の不分離はすべて流産してしまいます。

染色体転座も減数分裂の不均等の原因

　DNAが均等に分割できない原因には、相同染色体の不分離だけでなく、本来別々の相同染色体に切断が起こり、その断片が交換されたり、2本の染色体が互いに癒着して見かけ上1本になったりする**染色体転座**の場合もあります。

　このように、受精卵が受け継いだ染色体に過不足があると、その染色体上に凝集されて梱包されているDNAの発現が乱れ、さまざまな症状が出ます。しかし、異常を示す染色体ごとに共通のDNAが影響を受けるため、出現する症状も染色体ごとに似たようなものになります。

試験に出る語句

ダウン症候群
最も多く見られる染色体異常。1866年にイギリスの医師ダウンにより報告された。現在では21番染色体の過剰によることが分かっており、トリソミー型のほかに転座型がある。これは21番染色体が他の染色体と癒着しているために、その染色体とともに過剰な21番染色体が受精卵に受け継がれるのが原因である。

キーワード

不分離
相同染色体が減数分裂で1本ずつに分離しないこと。これはメンデルの分離の法則が成立していないことを意味している。

メモ

性染色体異常
ヒトの染色体の内訳は1番から22番までの常染色体のほかに、性を決定するXとY染色体があり、最も多く見られるターナー症候群はX染色体の短腕モノソミー（短い方の腕に存在するDNAが1本分少ない）である。男性の性染色体異常ではクラインフェルター症候群が最も多く、X染色体数がY染色体数を上回るのが原因である。

染色体異常の分類

染色体異常は常染色体の異常によるものと、性染色体の異常によるものに、大きく分けられる。

分類	原因	疾患
常染色体の異常	染色体の数が多い	ダウン症候群（21番トリソミー、18番トリソミー、13番トリソミー）
	転座や欠失など構造の異常	ネコ鳴き症候群など
性染色体の異常	X染色体モノソミー	ターナー症候群（XO）
	X染色体の過剰	クラインフェルター症候群（XXY）

第10章 遺伝のしくみと病気

トリソミー型ダウン症候群

染色体異常で最も多く見られる疾患。21番染色体が1本余分に存在すると、受精卵で21番染色体が3本存在することになり、トリソミー型ダウン症の原因となる。

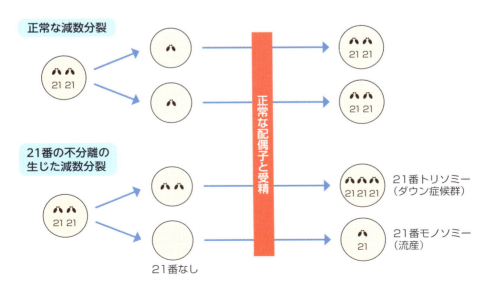

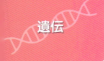

遺伝

胎芽病

- ◆胎芽病とは発生分化や器官形成の過程で起こる異常で遺伝ではない。
- ◆危険因子が胎児に作用するのは一定の時期に限られる。
- ◆胎内感染や放射線被ばく、妊娠中の医薬品服用が原因の場合もある。

器官形成の過程で起こる異常

胎芽病とは環境要因や病原体などの危険因子によって、発生分化や器官形成の過程で起こる異常です。妊娠初期の**器官形成期**を**胎芽期**といいますが、具体的には、1個の受精卵からさまざまな器官が形成されていって、ヒトの体の原型が完成するまでの時期のことです。

この器官形成期では、体内のほぼすべての細胞はヒトの器官に分化するため、DNAの遺伝情報を発現させながら細胞分裂を繰り返していますが、ウイルス感染や放射線被ばく、化学物質の作用などで遺伝情報の発現が阻害されると、胎芽は重大な損傷を受けることになります。

器官形成期に危険因子が作用して奇形発生

危険因子の作用が、まだ受精卵に近い時期であれば胎芽自体が死滅して流産となります。また、すでにヒトとしての器官が完成した後の時期であれば奇形発生は免れます。しかし、器官の発生に重大な影響を及ぼしながら出産までの生命的な余力を残している時期に危険因子が作用した場合には、出産後に奇形が生じる可能性が高くなります。なお、この時期のことを**奇形発生の臨界期**と呼ぶこともあります。

奇形発生の危険因子には、**風疹ウイルス**、サイトメガロウイルスやトキソプラズマ原虫などの**子宮内感染**、胎内での**放射線被ばく**、妊娠中の母体による**サリドマイド**や抗がん剤、抗けいれん剤などの医薬品の影響、アルコールの服用、葉酸などの栄養素の欠乏などがあります。

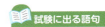

試験に出る語句

子宮内感染症
母体に感染した病原体が胎盤を通過すると胎児も感染し、これを子宮内感染または先天性感染という。母体にとって初めての感染である場合に胎児への経胎盤的移行が問題となるので、母体血清中のIgM抗体が上昇しているかどうかが胎児の危険を評価するうえで重要である。

メモ

先天性風疹症候群
風疹ウイルスに免疫のない妊婦が妊娠初期に風疹にかかることにより胎児が感染し、多様な奇形を生じる先天異常症。風疹大流行の翌年に白内障や内耳性難聴などの先天異常を持った新生児が多数出産することで判明した。

サリドマイド事件
1950年代末期に副作用のない精神安定剤として処方されていたサリドマイドが、胎児の無肢症の原因となることが確認され、1961年には西ドイツ(当時)から警告が発せられた。しかし、日本では薬剤の回収が遅れて多数の薬害を引き起こした。

奇形発生の臨界期

受精後のきわめて初期から、器官形成期の終わった後期の間が、奇形が発生するリスクが最も高まっている時期。なお、胎芽期は妊娠8週ないし9週未満と定義される場合が多いが、妊娠初期の器官形成期と理解しておくとよい。

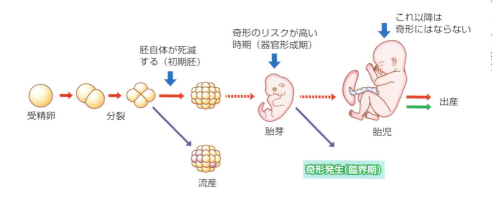

奇形発生の危険因子

器官形成中の間に奇形を発生させる危険因子として作用するものには、以下のようなものがある。ただし、実際の臨床の現場では、それらの原因が必ずしも明らかではない症例の方が多い。

危険因子	例
生物学的要因	子宮内感染症 ●風疹（白内障、内耳障害、先天性疾患）　●サイトメガロウイルス ●トキソプラズマ原虫　●梅毒トレポネーマ
物理学的要因	放射線被ばく
科学的要因	薬剤服用 ●サリドマイド（無肢症）　●抗がん剤　●抗けいれん剤 ●アルコール（行動異常、低出生体重児）　●喫煙（低出生体重児）
その他	栄養障害 ●葉酸欠乏（無脳児）

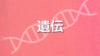

遺伝子診断

- ◆遺伝子診断は普及が進み、検査も自動化されている。
- ◆遺伝子診断はヒトのDNAの塩基配列を調べる。
- ◆腫瘍の検出や出生前診断に用いられている。

サンプルからDNAを抽出して検査する

遺伝子診断は、受け継いだ疾患や親子関係を知ることができる検査です。近年では普及も進み、検査自体も自動化されています。

ヒトのからだを構成するすべての細胞は、どの部位であっても両親から受け継いだすべての遺伝子を核内に保有しています。そのため、血液や毛髪、爪なども含んだあらゆる組織が遺伝子診断のサンプルとして使えます。遺伝子診断は、サンプルからDNAを抽出してポリメラーゼ連鎖反応（PCR法）で増幅し、アデニン（A）、チミン（T）、グアニン（G）、シトシン（C）の4種類の塩基がどのような順序で配列されているか調べます。

リスク評価への活用が期待される

ヒトが持っている遺伝子の総数は、約2000種類ほどですが、これらをすべて検査するにはコストがかかります。そのため、通常は臨床診断や家系図調査などから異常が疑われる遺伝子について検査することになります。

例えば悪性腫瘍の場合、通常の病理診断では検出できないほど微量な腫瘍細胞の検出、治療抵抗性を示す遺伝子の有無、腫瘍の保因者の検知などに力を発揮します。また、遺伝性疾患では疾患の診断確定、家系内の保因者の選別（スクリーニング）、胎児の出生前診断などに用いられます。今後は本態性高血圧症や糖尿病、動脈硬化による心筋梗塞など、各種生活習慣病の発症前のリスク評価などへの活用も期待されています。

試験に出る語句

ポリメラーゼ連鎖反応（PCR法）
DNAを増幅するための原理またはそれを用いた手法。手法を指す場合はPCR法と呼ばれることが多い。ごく微量のDNAから特定のDNAの断片を短時間で大量に増幅させることができる。

キーワード

出生前診断
妊娠中に胎児の状態を検査して診断する。羊水中の胎児浮遊細胞や胎盤絨毛細胞を用いて先天異常を調べる。

ポリメラーゼ連鎖反応（PCR法）

DNAの増幅法であるポリメラーゼ連鎖反応（PCR法）によって、ごく微量のDNAから特定のDNA断片（プライマー）を短時間で増幅することができる。
以下の手順（①〜③）を繰り返すことでDNA断片が増幅される。

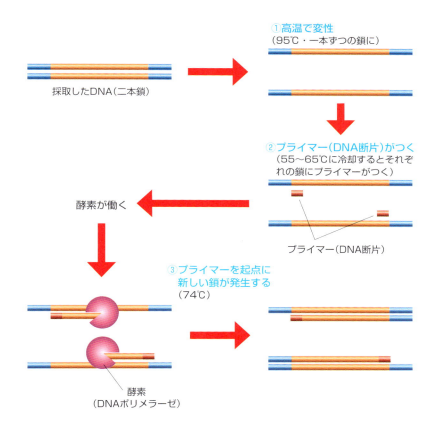

Column

遺伝子診断の倫理的問題

　遺伝子診断の倫理的問題として、異常のある胎児の中絶についての是非がよく問われます。また、生活習慣病の発症リスクも遺伝子的に評価された場合、当人の就職や結婚、保険加入などに影響を与えるおそれがあります。遺伝子診断の結果は身体的特性の根幹にかかわるデータであるため、個人情報保護の観点から厳重に管理する社会体制づくりも重要な課題といえます。

索 引

英数字

Ⅰ型アレルギー	62・146
Ⅱ型アレルギー	62
Ⅱ型糖尿病	120
Ⅲ型アレルギー	62
Ⅳ型アレルギー	62
Ⅴ型アレルギー	62
ABI検査	106
ACTH	124
AIDS	44・60
ATP	14・24
A型胃炎	72
A型肝炎	82・168
BNP	100
B型肝炎	82
B細胞	50
CIS	208
CoA	24
COPD	148
CPK	100
C型肝炎	82
C細胞	126
DHEA	136
DIC	96
DNA	14
ES細胞	19
E型肝炎	168
FSH	124
FVC	144
G1	16
G2	16
GH	124
HIV	60
HIV感染	44
HPV	208
IBD	80
IgA腎症	214
IgE抗体	62
LH	124
M	16
MEN2	134
MHC	58
MHCクラスⅠ分子	58
MHCクラスⅡ分子	58
MRSA	164
N/C比	40
NK細胞	50
NYHA	92
PCR法	230
pH	22
PrP	170
PSA	212
PTH	128
RNA	166
S	16
ST	100
ST低下	98
S状結腸	68
T3	126
T4	126
TCA回路	24
TDF	202
TNM分類	48
TSH	124
T細胞	50
T波	100
VC	144
VLDL	32
X連鎖劣性遺伝病	222
β酸化	24

あ行

亜急性壊死性リンパ節炎	56
亜急性硬化性全脳炎	56
亜急性甲状腺炎	56
亜急性細菌性心内膜炎	56
悪性胸膜中皮腫	150
悪性腫瘍	38
悪性中皮腫	150・158
悪性貧血	72
アジソン病	136
アスコルビン酸	118
アスベスト	150
アスベスト小体	150
アスベスト肺	150
アセチルCoA	24
圧迫性萎縮	36
アデノシン3リン酸	14・24
アトピー	62
アトピー性	146
アドレナリン	134
アナフィラキシーショック	62・96

アブミ骨	194
アポクリン腺	204
アミノ酸代謝異常	116
アミラーゼ	86
アミロイド	32
アミン	134
アミンホルモン	134
アルツハイマー病	188
アルドステロン	136
アレルギー	60・62
アレルギー性結膜炎	192
アンドロステロン	202
アンモニア	198
胃	68
胃炎	72
異化	114
胃潰瘍	74
胃癌	72
易感染宿主	164
異型	38
胃型	76
異型狭心症	98
異形成	208
医原性クロイツフェルト-ヤコブ病	170
萎縮	36
異常Q波	100
異所性感染	164
胃穿孔	74
胃体部	68
一次性ウイルス性脳炎	186
一秒率	144・148
一過性脳虚血発作	182
胃底腺	68
遺伝子	14・220
遺伝子異常	222
遺伝子診断	230
遺伝子多型	28
遺伝子病	222・224
遺伝病	222
咽喉頭異常感症	78
インスリノーマ	132
インスリン	130・132
インフルエンザ	166
インフルエンザ感染経路	162
インフルエンザ菌	186

ウィリス動脈輪 ……………… 182	外分泌 …………………… 122	カルシトニン ………… 126・128
ウイルス性 ……………… 154	外膜 ……………………… 106	加齢 …………………………… 20
ウイルス性肝炎 ……………… 82	海綿状脳症 ………………… 170	川崎病 ……………………… 112
ウィルヒョウリンパ節 …… 42・156	潰瘍 ………………………… 74	癌 …………………………… 38
ウィルムス腫瘍 …………… 200	潰瘍性大腸炎 ………………… 80	眼圧 ………………………… 192
ウィルムス腫瘍の発がん …… 200	解離性動脈瘤 ……………… 108	感音性難聴 ………………… 194
ウェルシュ菌 ……………… 168	化学性食道炎 ………………… 78	寛解 ………………………… 188
ウォルフ管 ………………… 202	化学伝達物質 ……………… 122	感覚性言語中枢 …………… 176
右冠動脈 …………………… 100	化学発がん ………………… 44	含気骨 ……………………… 12
うっ血 ……………………… 94	化学発がん物質 ……………… 44	環境ホルモン ………………… 28
運動神経 …………………… 174	化学療法 …………………… 206	肝硬変 ……………………… 82
運動負荷検査 ………………… 98	可逆的 ……………………… 32	幹細胞 ……………………… 18
栄養障害性萎縮 ……………… 36	蝸牛 ………………………… 194	肝細胞癌 …………………… 82
エウスタキオ管 …………… 194	架橋静脈 …………………… 184	カンジダ …………………… 78
壊死 …………………… 32・94	核酸 ………………………… 170	間質 ………………………… 155
エストロゲン ………… 120・204	拡散能 ……………………… 154	間質性肺炎 …………… 144・154
エストロゲン受容体 ………… 206	核小体 ……………………… 40	冠状動脈瘤 ………………… 112
壊疽性炎症 ………………… 54	拡張型心筋症 ……………… 102	肝小葉 ……………………… 82
エネルギー代謝 …………… 114	拡張期血圧 ………………… 110	冠性T波 …………………… 100
遠位尿細管 ………………… 198	獲得免疫 …………………… 58	感染 ………………………… 162
塩酸 ………………………… 68	核膜 ………………………… 16	感染型PrP ………………… 170
炎症細胞 …………………… 34・52	角膜 ………………………… 192	感染型食中毒 ……………… 168
炎症性大腸疾患 ……………… 80	過形成 …………………… 36・212	感染経路 …………………… 162
炎症の特異性 ………………… 56	下行結腸 …………………… 68	感染症 ……………………… 160
炎症反応 …………………… 50	ガス交換 …………………… 140	感染性食道炎 ………………… 78
横隔膜 ……………………… 140	ガストリノーマ …………… 132	含鉄小体 …………………… 150
横行結腸 …………………… 68	ガストリン ………………… 132	冠動脈 ……………………… 100
黄色ブドウ球菌 …………… 168	ガスリー法 ………………… 116	カンピロバクター ………… 168
黄体化ホルモン …………… 124	化生 ………………………… 36	鑑別診断 …………………… 78
オリーブ橋小脳萎縮症 …… 188	仮性動脈瘤 ………………… 108	眼房 ………………………… 192
オルトミクソウイルス科 …… 166	家族性大腸腺腫症 …………… 84	乾酪壊死 …………………… 156
	カタル性炎症 ………………… 54	器官 ………………………… 14
か行	脚気 …………………… 118・120	器官形成期 ………………… 228
外因 …………………… 28・44	褐色細胞腫 ………… 110・134	気管支 ……………………… 152
外因性感染 ………………… 164	活性酸素 …………………… 20	気管支腺 …………………… 148
壊血病 ……………………… 118	滑面小胞体 ………………… 14	気管支喘息 ……… 62・142・146
外耳 ………………………… 194	括約筋 ……………………… 12	気管支肺異形成 …………… 142
外腺 ………………………… 212	カテコールアミン ………… 134	気管支肺炎 ………………… 154
回旋枝 ……………………… 100	化膿性炎症 ………………… 54	気管支平滑筋 ……………… 146
介達感染 …………………… 162	過放任 ……………………… 146	気管支ろう ………………… 70
回腸 ………………………… 68	過保護 ……………………… 146	気胸 ………………………… 140
回転性目まい ……………… 194	ガラクトース血症 ………… 116	奇形腫 ……………………… 210
解糖系 ……………………… 24	カリウム …………………… 100	奇形発生の臨界期 ………… 228
外胚葉 ……………………… 18	顆粒膜細胞 ………………… 202	器質化 ………… 34・52・74
灰白質 ……………………… 174	顆粒膜細胞腫 ……………… 210	偽小葉 ……………………… 82
回復期 ……………………… 28	カルシウム ………………… 128	寄生 ………………………… 162

233

偽性機能低下症 ………………… 128
基礎代謝率 ……………………… 126
キヌタ骨 ………………………… 194
機能性腫瘍 ……………………… 132
機能的残気量 …………………… 144
偽膜性炎症 ……………………… 54
逆流性食道炎 …………………… 78
急性 ……………………………… 28
急性胃腸炎 ……………………… 168
急性炎症 ………………………… 56
急性肝炎 ………………………… 82
急性糸球体腎炎 …………… 62・214
急性上気道炎 …………………… 140
急性心筋梗塞 …………………… 92
急性心膜炎 ……………………… 92
急速進行性糸球体腎炎 ………… 214
境界悪性病変 …………………… 210
狂牛病 …………………………… 170
胸腔 ……………………………… 140
狭心症 ………………… 92・98・106
胸椎 ……………………………… 12
莢膜細胞腫 ……………………… 210
極期 ……………………………… 28
虚血 ……………………………… 94
虚血性心疾患 …………………… 98
巨人症 …………………………… 124
キラー T細胞 …………………… 58
筋委縮性側索硬化症 …………… 188
近位尿細管 ……………………… 198
菌血症 …………………… 162・186
菌交代現象 ……………………… 164
筋上皮 …………………………… 204
筋肉 ……………………………… 12
空気感染 ………………………… 162
空腸 ……………………………… 68
クエン酸回路 …………………… 24
クッシング症候群 ‥ 110・124・136
クモ膜下腔 ……………………… 174
クモ膜下出血 …………… 176・182
グリア …………………… 174・190
グリオーマ ……………………… 190
グリオブラストーマ …………… 190
グリコーゲン …………………… 24
クルーケンベルグ腫瘍 ‥ 42・70・76
グルカゴン ……………………… 132
グルコース ……………………… 24

クレアチンキナーゼ …………… 100
クレチン病 ……………………… 126
クロイツフェルト-ヤコブ病 …… 186
クローン病 ……………………… 80
クロマチン ……………………… 40
頸管腺上皮 ……………………… 208
頸癌ワクチン …………………… 208
経口感染 ………………………… 162
蛍光法 …………………………… 156
脛骨 ……………………………… 12
形質細胞 ………………………… 58
形質細胞腫 ……………………… 46
頸椎 ……………………………… 12
珪肺 ……………………………… 150
劇症 ……………………………… 28
血圧降下剤 ……………………… 110
血液感染 ………………………… 162
結核 …………………………… 54・156
結核再感染 ……………………… 164
血管系 …………………………… 92
血行性転移 ………………… 42・48
結合組織の異常 ………………… 64
血清カルシウム濃度 …………… 128
血清浸透圧低下 ………………… 94
血栓 ……………………………… 182
結腸 ……………………………… 68
結膜 ……………………………… 192
ゲノム …………………………… 222
限局性 …………………………… 40
肩甲骨 …………………………… 12
原始性腺 ………………………… 202
減数分裂 …… 202・220・222・226
顕性感染 ………………………… 162
原発性アルドステロン症 - 110・136
原発巣 …………………………… 42
抗TSH受容体抗体 ……………… 126
抗核抗体 ………………………… 64
膠芽腫 …………………………… 190
高カルシウム血症 ……………… 128
抗がん剤 ………………………… 154
交感神経 ………………………… 174
交感神経遮断薬 ………………… 110
咬筋 ……………………………… 12
膠原線維 ………………………… 52
抗原提示 ………………………… 50
抗原提示細胞 …………………… 50

膠原病 ………………… 60・64・154
交互脈 …………………………… 102
好酸球 …………………… 146・160
好酸球浸潤 ……………………… 160
抗酸菌 …………………………… 156
抗酸菌感染 ……………… 142・156
抗酸菌染色 ……………………… 156
鉱質コルチコイド ……………… 136
恒常性 …………………………… 22
甲状腺 …………………………… 126
甲状腺癌 ………………………… 126
甲状腺刺激ホルモン …………… 124
甲状腺髄様癌 …………………… 126
抗生物質 ………………………… 164
抗生物質耐性菌 ………………… 164
梗塞 …………………………… 94・182
拘束性肺疾患 …………… 142・144
抗体の構造 ……………………… 62
好中球 ……………… 50・56・160
後天性免疫不全症候群 …… 44・60
高尿酸血症 ……………………… 120
高分化型 ………………………… 76
抗壁細胞抗体 …………………… 72
硬膜外血腫 ……………………… 184
硬膜下腔 ………………………… 184
硬膜下血腫 ……………………… 184
硬膜内静脈洞 …………………… 184
高リスク群 ……………………… 208
コエンザイムA ………………… 24
ゴーシェ病 ……………………… 116
呼吸窮迫症候群 ………………… 142
黒質・線条体変性症 …………… 188
黒色便 …………………………… 74
骨格筋 …………………………… 12
骨粗しょう症 …………………… 120
骨密度 …………………………… 120
コバラミン ……………………… 118
固有筋層 ………………………… 74
固有腺 …………………………… 68
ゴルジ装置 ……………………… 14
コルチコイド …………………… 136
コルチゾール …………………… 136
コルチゾール産生腫瘍 ………… 110
コレステロール結石 …………… 86

234

さ行

サーファクタント ……… 140・142
細菌性髄膜炎 ……………… 186
サイクリン ………………… 16
再生 ……………………… 34
細動脈硬化 ………………… 106
サイトカイン ……………… 50・58
サイトメガロウイルス ……… 78
再燃 ……………………… 188
細胞質分裂 ………………… 16
細胞診 …………………… 218
細胞内小器官 ……………… 14
細胞膜 …………………… 100
細胞老化 ………………… 20
サイロキシン ……………… 126
左冠動脈前下行枝 ………… 100
左脚ブロック ……………… 102
鎖肛 ……………………… 70
サリドマイド ……………… 228
サリドマイド事件 ………… 228
サリドマイドの手 ………… 36
サルモネラ属菌 …………… 168
三尖弁 …………………… 90・104
三尖弁閉鎖不全症 ………… 102
三半規管 ………………… 194
シーハン症候群 …………… 124
耳管 ……………………… 194
子宮頸癌 ………………… 208
子宮頸部病変 ……………… 218
糸球体 …………………… 198
子宮体癌 ………………… 208
糸球体血管 ………………… 198
糸球体腎炎 ……………… 200・214
糸球体の細胞 ……………… 214
子宮内感染 ………………… 228
子宮内感染症 ……………… 228
子宮内膜 ………………… 202・208
刺激伝導系 ………………… 90
刺激ホルモン ……………… 124
自己抗体 ………………… 60・64
自己免疫疾患 …………… 28・60・64
自己免疫性溶血性貧血 …… 62
脂質代謝異常 ……………… 116
ジストロフィン …………… 102
自然免疫 ………………… 58
失語症 …………………… 178

自動能 …………………… 90
尺骨 ……………………… 12
縦隔臓器 ………………… 78
終期 ……………………… 16
充血 ……………………… 94
収縮期血圧 ………………… 110
縦走潰瘍 ………………… 80
重層扁平上皮 ……………… 208
集団内濃厚接触 …………… 156
終動脈 …………………… 94
十二指腸 ………………… 68・86
十二指腸潰瘍 ……………… 74
絨毛癌 …………………… 46・210
粥状硬化 ………………… 106
樹状細胞 ………………… 50・58
出血 ……………………… 94
出血性炎症 ………………… 54
出血性肺炎 ………………… 166
出生前診断 ………………… 230
シュニッツラー転移 ……… 42・70
腫瘍 ……………………… 38
腫瘍ウイルス ……………… 44
主要組織適合遺伝子複合体 … 58
受容体 …………………… 122
腫瘍のステージ …………… 48
腫瘍マーカー ……………… 46
循環器 …………………… 92
循環障害 ………………… 94・96
上衣腫 …………………… 190
漿液性腫瘍 ………………… 210
消化管 …………………… 68
消化管神経叢 ……………… 70
消化管ホルモン …………… 132
消化酵素 ………………… 72
上気道 …………………… 140
上行結腸 ………………… 68
常在微生物 ………………… 164
小細胞癌 ………………… 152
上矢状静脈洞 ……………… 184
脂溶性ビタミン …………… 118
常染色体 ………………… 220
常染色体優性遺伝病 ……… 222
常染色体劣性遺伝病 ……… 222
小腸 ……………………… 68
小児癌 …………………… 44
小脳テント ………………… 180

上皮 ……………………… 38
上皮性 …………………… 38
上皮内癌 ………………… 208
漿膜下層 ………………… 74
静脈 ……………………… 94
静脈瘤 …………………… 108
小葉癌 …………………… 206
上腕骨 …………………… 12
職業性肺疾患 ……………… 150
食中毒 …………………… 168
食道 ……………………… 68
食道炎 …………………… 78
女性化乳房 ………………… 204
女性ホルモン ……………… 208
所属リンパ節 ……………… 42・48
ショック ………………… 96
自律神経 ………………… 174
腎盂 ……………………… 198
腎盂腎炎 ……………… 200・214・216
腎盂造影検査 ……………… 216
腎芽細胞腫 ………………… 200
新型インフルエンザウイルス … 166
心窩部痛 ………………… 72
心筋 ……………………… 90
心筋梗塞 ………………… 100・106
神経原性ショック ………… 96
神経膠細胞 ……………… 174・190
神経膠腫 ………………… 190
神経細胞 ………………… 174
神経症状 ………………… 168
腎血管性高血圧症 ……… 110・136
心原性ショック …………… 96
腎細胞癌 ………………… 200
心室 ……………………… 90
腎実質 …………………… 216
真珠腫性中耳炎 …………… 194
腎症 ……………………… 130
心身症 …………………… 146
新生血管 ………………… 34
真性動脈瘤 ………………… 108
心臓 ……………………… 90・92
心臓弁 …………………… 90
新陳代謝 ………………… 32・114
心内血栓 ………………… 102
塵肺 ……………………… 150
腎不全 …………………… 216

235

心房 ································ 90	石綿肺 ····························· 150	組織球 ···················· 50・56・58
心房細動 ····················· 102・182	接触感染 ························· 162	組織所見 ·························· 40
髄芽腫 ···························· 190	セルトリ細胞 ···················· 202	組織マーカー ···················· 46
膵癌 ······························· 86	腺 ································ 68	ソマトスタチン ·················· 132
水晶体 ···························· 192	線維化 ···························· 34	粗面小胞体 ······················ 14
水腎症 ···························· 216	線維芽細胞 ··················· 52・56	
錐体外路 ························· 178	線維腫 ··························· 210	**た行**
錐体外路症状 ···················· 178	線維腺腫 ························· 204	ターナー症候群 ·················· 30
膵体部 ···························· 86	線維素性炎症 ···················· 54	タール便 ························· 74
錐体路 ···························· 176	腺癌 ······························ 76	胎芽期 ··························· 228
錐体路症状 ······················ 178	前期 ······························ 16	胎芽病 ··························· 228
垂直感染 ························· 162	腺腔 ······························ 76	体幹 ······························ 12
膵島 ····························· 132	前駆期 ···························· 28	大球性貧血 ····················· 118
膵島腫瘍 ························· 132	腺腫内腺癌 ······················ 84	大細胞癌 ························· 152
水頭症 ···························· 178	染色体 ······· 15・16・30・220・226	胎児性癌 ························· 210
膵頭部 ···························· 86	染色体異常 ·················· 30・222	代謝 ····························· 114
膵尾部 ···························· 86	染色体転座 ······················ 226	代謝性アシドーシス ·············· 130
髄膜刺激症状 ···················· 186	喘息性格 ························· 146	体循環 ··························· 90
髄膜腫 ···························· 190	仙椎 ······························ 12	代償機構 ·························· 96
水溶性ビタミン ················· 118	先天異常 ·························· 30	体性神経 ························· 174
頭蓋 ······························· 12	先天性十二指腸閉鎖 ·············· 70	ダイソミー ······················ 30
頭蓋内圧亢進 ···················· 180	先天性食道閉鎖 ·················· 70	大腿骨 ··························· 12
スキップ病変 ····················· 80	先天性代謝異常症 ·········· 116・224	大腸 ······························ 68
ステロイド ······················ 136	先天性風疹症候群 ················ 228	大腸癌 ··························· 84
スパイログラム ·················· 144	先天性無ガンマグロブリン血症 ··· 60	大動脈解離 ······················ 92
スペイン風邪 ···················· 172	先天性免疫不全の遺伝形式 ······· 60	大動脈弁 ·················· 90・104
スローウイルス感染症 ············ 186	先天代謝異常 ···················· 114	大動脈弁狭窄症 ············· 92・104
生活習慣病 ······················ 120	セントラルドグマ ················ 224	大脳皮質運動野 ·················· 176
性索 ····························· 210	潜伏期 ···························· 28	大脳辺縁系 ······················ 178
正常眼圧緑内障 ·················· 192	潜伏期間 ························· 168	第8脳神経 ······················ 194
性上皮腫 ························· 210	前立腺過形成 ···················· 212	多因子遺伝病 ···················· 222
性染色体 ························· 220	前立腺癌 ························· 212	ダウン症候群 ·············· 30・226
性染色体異常 ···················· 226	前立腺特異抗原 ·················· 212	唾液感染 ························· 162
精巣決定遺伝子 ·················· 202	前立腺肥大 ······················ 212	多系統萎縮症 ···················· 188
生体機能 ·························· 22	増殖性炎症 ······················ 54	多段階発がん ···················· 84
生体内毒素型食中毒 ·············· 168	臓側胸膜 ························· 140	脱髄性疾患 ················· 176・188
生体反応 ·························· 22	相同染色体 ······················ 220	他罰傾向 ························· 146
成長ホルモン ···················· 124	僧帽弁 ······················ 90・104	多発性硬化症 ···················· 188
生物の中心定理 ·················· 224	僧帽弁狭窄症 ···················· 104	多発性内分泌腺腫症Ⅱ型 ·········· 134
精母細胞 ························· 202	僧帽弁閉鎖不全症 ················ 102	多発性嚢胞腎 ···················· 200
生理的萎縮 ······················ 36	早老症 ···························· 20	単純ヘルペス ···················· 78
生理的老化 ······················ 22	塞栓 ····························· 108	炭水化物 ························· 114
世界的大流行 ···················· 166	続発性ウイルス性脳炎 ············ 186	弾性線維 ························· 108
脊索 ······························· 18	粟粒結核 ························· 156	胆石症 ··························· 86
脊髄神経 ·························· 174	組織 ······························ 14	胆嚢 ······························ 86
脊柱 ······························· 12	組織壊死 ························· 160	たんぱく質 ······················ 114

たんぱく質生命体 ·············· 198	特異性炎症 ····················· 54	ニューロン ····················· 174
チアミン ······················· 118	特殊心筋 ························ 90	尿管 ··························· 198
チール・ネルゼン染色 ·········· 156	毒素型食中毒 ·················· 168	尿素 ··························· 198
知覚神経 ······················ 174	特定心筋症 ····················· 102	尿道 ··························· 198
中間径フィラメント ·············· 46	突然変異 ················· 166・222	尿崩症 ························· 124
中耳 ··························· 194	突発性心筋症 ··················· 102	尿路 ··························· 216
中心前回 ······················ 178	突発性難聴 ····················· 194	尿路結石 ······················ 200
中枢神経 ······················ 174	取扱い規約 ······················ 48	尿路上皮 ······················ 198
中枢神経の動脈 ················ 182	トリソミー ······················· 30	尿路上皮癌 ····················· 200
中枢神経の変性と萎縮 ·········· 188	トリソミー型ダウン症候群 ······· 226	尿路上皮の水密性 ·············· 198
中性脂肪 ················· 24・120	トリヨードサイロニン ············· 126	妊娠中の禁忌 ···················· 31
中胚葉 ·························· 18	努力性肺活量 ··················· 144	ヌクレオチド ····················· 14
中皮 ··························· 150	トレッドミル検査 ················· 98	ネコ鳴き症候群 ·················· 30
中膜 ··························· 106	トロポニンT ····················· 100	ネフローゼ症候群 ········· 200・214
中膜石灰化硬化 ················ 106	貪食能 ·························· 50	粘液水腫 ······················ 126
腸炎ビブリオ ···················· 168		粘液性腫瘍 ····················· 210
腸型 ··························· 76	**な行**	粘液腺 ·························· 68
腸上皮化生 ················ 72・76	内因 ······················ 28・44	粘液腺上皮 ····················· 208
聴神経腫瘍 ····················· 194	内因子 ···················· 68・118	粘膜下層 ······················· 74
直腸 ··························· 68	内因性感染 ····················· 164	粘膜筋板 ······················· 74
痛風 ··························· 120	内耳 ··························· 194	粘膜上皮 ······················· 74
ツチ骨 ························· 194	内耳神経 ······················ 194	粘膜びらん ······················ 72
ツベルクリン反応 ················ 62	内腺 ··························· 212	脳下垂体 ······················ 124
低カルシウム血症 ··············· 128	内胚葉 ·························· 18	脳下垂体前葉 ··················· 124
低形成 ·························· 36	内分泌 ··········· 114・122・138	脳下垂体門脈 ··················· 124
低血流性ショック ················· 96	内膜 ··························· 106	脳幹部 ························· 178
テイ・サックス病 ················· 116	内膜腺上皮 ····················· 208	脳幹部反射 ····················· 196
ディ・ジョージ症候群 ············· 60	内膜増殖症 ····················· 208	脳血管障害 ················ 176・182
低分化型 ······················· 76	ナチュラルキラー細胞 ············ 50	脳梗塞 ·············· 106・176・182
低リスク群 ····················· 208	ナトリウム ······················ 100	脳室系 ························· 174
テロメア ························· 20	ニーハ分類 ······················ 92	脳死判定 ················· 178・196
伝音性難聴 ····················· 194	ニーマン・ピック病 ··············· 116	脳出血 ························· 182
転座 ··························· 30	肉芽腫 ·························· 52	脳腫瘍のWHO分類 ·············· 190
電子伝達系 ····················· 24	肉芽腫形成 ····················· 160	脳神経 ························· 174
同化 ··························· 114	肉芽腫性炎症 ·············· 54・156	脳脊髄液 ······················ 174
導管癌 ························· 206	肉芽組織 ·················· 34・52	脳脊髄変性疾患 ················· 188
糖原病 ························· 116	肉腫 ··························· 38	脳卒中 ··················· 106・176
横骨 ··························· 12	二次性ウイルス性脳炎 ··········· 186	脳動静脈奇形 ··················· 182
糖質コルチコイド ················ 136	二次性高血圧症 ················· 110	脳ヘルニア ····················· 180
糖代謝異常 ····················· 116	二相性 ························· 204	膿瘍 ··························· 54
糖尿病 ························· 130	ニトログリセリン ·················· 98	膿瘍形成 ······················ 160
糖尿病性腎症 ··················· 214	乳癌 ··························· 206	ノルアドレナリン ················· 134
糖尿病性網膜症 ················· 192	乳管内乳頭腫 ··················· 204	ノロウイルス ····················· 168
動脈 ··························· 94	乳腺症 ························· 204	
動脈硬化 ················ 106・108	乳頭腫 ························· 204	**は行**
動脈瘤 ························· 108	乳房温存 ······················ 206	パーキンソン病 ················· 188

237

ハーセプチン ……………… 206	肥大 …………………… 36・212	副甲状腺機能亢進症 ………… 128
肺うっ血 ………………… 92	肥大型心筋症 ………… 92・102	副甲状腺機能低下症 ………… 128
パイエル板 ………………… 68	ビタミン …………………… 118	副腎髄質 ………………… 134
肺活量 …………………… 144	ビタミンA ………………… 118	副腎髄質刺激ホルモン ……… 124
肺癌 ………………… 150・152	ビタミンB1 ……………… 118	副腎髄質ホルモン ………… 134
肺気腫 …………………… 148	ビタミンB12 ……………… 118	副腎皮質 ………………… 136
肺機能検査 ……………… 144	ビタミンB群 ………… 114・118	副鼻腔 …………………… 140
肺結核症 ………………… 156	ビタミンC ………………… 118	腹膜 ・ 漿膜 ……………… 74
敗血症 …………………… 162	ビタミンD ………… 118・128	腹膜播種 …………………… 76
敗血症性ショック ………… 96	ビタミンE ………………… 118	不顕性感染 ……………… 162
胚細胞 …………………… 210	ビタミンK ………………… 118	浮腫 ………………… 94・180
肺循環 …………………… 90	左鎖骨下静脈 …………… 156	物質代謝 ………………… 114
胚性幹細胞 ………………… 18	左鎖骨上窩リンパ節 ……… 156	物理的発がん因子 …………… 44
肺線維症 ………… 142・154	尾椎 ……………………… 12	ぶどう膜 ………………… 192
肺腺がん ………………… 152	非特異的な炎症 …………… 50	不分離 …………………… 226
肺塞栓症 ………………… 92	ヒト乳頭腫ウイルス ……… 208	プリオンたんぱく質 ………… 170
肺動脈弁 ………………… 90	ヒトパピローマウイルス ……… 44	プリオン病 ……………… 170
胚盤胞 ……………………… 18	ヒト免疫不全ウイルス ……… 60	プリン体 ………………… 120
廃用性萎縮 ………………… 36	泌尿器 …………………… 198	ブルンネル腺 ……………… 68
胚葉由来 ………………… 18	飛沫感染 ………………… 162	不連続変異 ……………… 166
白内障 …………………… 192	肥満細胞 …………………… 62	ブレンナー腫瘍 …………… 210
橋本病 …………………… 126	肥満症 …………………… 120	プロゲステロン …………… 202
播種性血管内凝固 ………… 96	病原性大腸菌 …………… 168	プロラクチン ……………… 124
播種性転移 ………………… 42	標準12誘導心電図 ………… 92	分子標的療法 ……… 66・206
バセドウ病 ……………… 126	標準化治療 ……………… 206	分泌臓器 ………………… 122
破綻性出血 ………………… 94	標的臓器 ………………… 122	噴門部 ……………………… 68
バチスタ手術 …………… 102	病的老化 …………………… 20	分離の法則 ……………… 220
馬蹄腎 …………………… 200	皮様嚢腫 ………………… 210	分裂間期 …………………… 16
パラガングリオーマ ……… 134	日和見感染 ………… 154・164	分裂後期 …………………… 16
パラトルモン ……………… 128	びらん ……………………… 74	分裂前期 …………………… 16
バレット食道 ……………… 78	ビリルビン結石 …………… 86	分裂中期 …………………… 16
半月弁 …………………… 90	ヒルシュスプルング病 ……… 70	閉塞性肺疾患 ……… 142・144・148
瘢痕 ………………… 34・52	ビルビン酸 ………………… 24	閉塞性肥大型心筋症 ……… 102
瘢痕化 …………………… 74	ピロリ菌 …………………… 72	ヘイフリック限界 …………… 20
伴性劣性遺伝病 ………… 222	ファーター乳頭 …………… 68	ベーチェット病 …………… 192
パンデミック ……………… 166	不安定狭心症 ……………… 98	壁側胸膜 ………………… 140
腓骨 ……………………… 12	フィードバック ………… 22・122	ベクター感染 ……………… 162
非自己 …………………… 58	フィロデス腫瘍 …………… 204	ペニシリンG ……………… 140
微小管 …………………… 16	風疹ウイルス ……………… 228	ペプシノゲン ……………… 68
微小癌 …………………… 212	封入体形成 ……………… 160	ペプシン …………………… 68
非小細胞癌 ……………… 152	フェニルケトン尿症 …… 116・224	ヘリコバクター・ピロリ ……… 72
非上皮 …………………… 38	フォン・ギールケ病 ……… 116	ヘルニア …………………… 180
非上皮性 ………………… 38	不可逆的 …………………… 32	ヘルパーT細胞 …………… 58
微小変化型ネフローゼ症候群 …… 214	副交感神経 ……………… 174	ベロ毒素 ………………… 168
ヒスタミン ………………… 62・146	副甲状腺 ………………… 128	変性 ……………………… 32
ヒステリー球 ……………… 78	副甲状腺過形成 ………… 128	変性疾患の症状 …………… 188

238

扁平上皮 ……………………… 78	ミトコンドリア ………………… 14	**ら行**
扁平上皮化生 …………… 36・152	ミトコンドリア遺伝子異常 ……… 222	ライソソーム …………………… 14
扁平上皮癌 ……………………… 152	ミトコンドリアの役割 ………… 24	卵黄囊腫瘍 …………………… 210
弁膜症 ………………………… 104	未分化胚細胞腫 ………………… 210	ランゲルハンス巨細胞 ………… 156
ヘンレのループ ………………… 198	ミュラー管 …………………… 202	ランゲルハンス島 ……………… 132
蜂窩織炎症 ……………………… 54	無菌性髄膜炎 …………………… 186	卵子の支持組織 ………………… 210
膀胱 …………………………… 198	無形成 …………………………… 36	卵巣被膜 ……………………… 210
膀胱尿管逆流 …………………… 216	無酸症 …………………………… 72	リーベルキューン腺 …………… 68
傍糸球体装置 …………………… 198	明細胞癌 ……………………… 200	リウマチ性心内膜炎 …………… 104
房室弁 ………………………… 90	明細胞腫瘍 …………………… 210	リウマチ熱 …………………… 104
放射線 ………………………… 154	メープルシロップ尿症 ………… 116	リスク評価 …………………… 230
放射線被ばく …………………… 228	メッケル憩室 …………………… 70	利尿剤 ………………………… 110
放出ホルモン …………………… 124	メッセンジャー RNA …………… 224	流行性角結膜炎 ………………… 192
傍神経節腫 …………………… 134	メデュロブラストーマ ………… 190	良性腫瘍 ……………………… 190
蜂巣肺 ………………………… 154	メニエール病 …………………… 194	緑内障 ………………………… 192
傍濾胞細胞 …………………… 126	免疫寛容 ……………………… 64	リン …………………………… 128
補酵素 ………………………… 118	免疫グロブリン ………………… 58	隣接遺伝子症候群 ……………… 30
母子感染 ……………………… 162	免疫系 ……………………… 28・58	リンパ管 ……………………… 42
補体 …………………………… 58	免疫組織化学染色 ……………… 46	リンパ球 ………………… 50・56
ポッター症候群 ………………… 200	免疫複合体 ……………… 62・214	リンパ系 ……………………… 92
ボツリヌス菌 …………………… 168	免疫不全 ……………………… 60	リンパ行性転移 ………………… 42
ホメオスタシス ………… 22・198	メンデルの第 1 法則 …………… 220	リンパ節転移 …………………… 48
ホモシスチン尿症 ……………… 116	メンデルの第 2 法則 …………… 220	類上皮細胞 …………………… 156
ポリープ ……………………… 84	メンデルの第 3 法則 …………… 220	類内膜腫瘍 …………………… 210
ポリメラーゼ連鎖反応 ………… 230	メンデルの法則 ….. 220・222・224	ループス腎炎 …………………… 214
ボルマン分類 …………… 76・84	メンデル病 ……………… 222・224	レセプター …………………… 122
ホルモン ……………………… 122	毛細血管 ……………………… 52	レニン・アンギオテンシン・アルド
ホルモン受容体 ………………… 122	盲腸 …………………………… 68	ステロン系 …………… 110・198
ホルモンの種類 ………………… 122	網膜 …………………………… 192	レニン分泌 …………………… 110
ホルモン療法 …………………… 206	網膜芽細胞腫 …………………… 44	連合弁膜症 …………………… 104
本態性高血圧症 ………………… 110	網膜症 …………………… 130・192	連続変異 ……………………… 166
	網膜はく離 …………………… 192	老化 …………………………… 20
ま行	毛様体 ………………………… 192	労作性狭心症 …………………… 98
膜性増殖性腎炎 ………………… 214	モノクローナル抗体 …………… 206	漏出性出血 ……………………… 94
末梢神経 ……………………… 174	モノソミー …………………… 30	ろ過 …………………………… 198
末梢神経障害 …………………… 130	門脈圧亢進症 ……………… 82・88	ロタウイルス …………………… 168
末端肥大症 …………………… 124		濾胞細胞 ……………………… 126
マルファン症候群 ……… 108・224	**や行**	濾胞刺激ホルモン ……………… 124
慢性 …………………………… 28	薬剤耐性菌 …………………… 164	濾胞腺腫 ……………………… 126
慢性炎症 ……………………… 56	有機化合物 …………………… 118	
慢性肝炎 ……………………… 82	幽門部 ………………………… 68	
慢性気管支炎 …………………… 148	葉状腫瘍 ……………………… 204	
慢性糸球体腎炎 ………………… 214	羊水吸引症候群 ………………… 142	
慢性閉塞性肺疾患 ……… 142・148	腰椎 …………………………… 12	
未熟児網膜症 …………………… 192		
未熟肺 ………………………… 140		

【監修者紹介】

田中 文彦 (たなか・ふみひこ)

1951年生まれ。東京大学医学部卒業。医学博士。帝京大学医療技術学部臨床検査学科名誉教授。妊娠分娩管理から未熟児新生児診療までの周産期医療、学童の心理療法を含む各種小児疾患の診療、帝京大学医学部附属病院における病理診断と病理解剖など多方面の医療に長年関与した後、それらの経験を生かして、帝京大学で医師や臨床検査技師をはじめ、看護師、放射線技師、救急救命士を目指す学生の教育に当たった。講義に関しては、解剖学や病理学だけでなく、生化学や生理学の分野まで広く知識を統合して理解を深めさせる独自のカリキュラムを考案して実践した。

編集協力	有限会社ヴュー企画
カバーデザイン	伊勢太郎 (アイセックデザイン)
本文デザイン・DTP	有限会社PUSH
執筆協力	飯尾早紀
イラスト	中村滋、青木宣人、青木廉児、宮下やす子

運動・からだ図解　からだと病気のしくみ

2018年3月27日　初版第1刷発行

監修者	田中文彦
発行者	滝口直樹
発行所	株式会社マイナビ出版
	〒101-0003
	東京都千代田区一ツ橋2-6-3 一ツ橋ビル2F
	電話　0480-38-6872 (注文専用ダイヤル)
	03-3556-2731 (販売部)
	03-3556-2735 (編集部)
	URL　http://book.mynavi.jp

印刷・製本　シナノ印刷株式会社

※価格はカバーに表示してあります。

※落丁本、乱丁本についてのお問い合わせは、TEL0480-38-6872 (注文専用ダイヤル) か、電子メール sas@mynavi.jp までお願いいたします。

※本書について質問等がございましたら、往復はがきまたは返信切手、返信用封筒を同封のうえ、㈱マイナビ出版編集第2部までお送りください。お電話でのご質問は受け付けておりません。

※本書を無断で複写・複製 (コピー) することは著作権法上の例外を除いて禁じられています。

ISBN978-4-8399-6552-5
©2018 Fumihiko Tanaka
©2018 Mynavi Publishing Corporation
Printed in Japan